Dental Research Ethics

다이제스트 치의학 연구윤리

저자

강명신 **Myoung Sheen Kang** 국립강릉원주대학교 치과대학
권복규 **Ivo Kwon** 이화여자대학교 의학전문대학원 의학교육학교실
노상호 **Sangho Roh** 서울대학교 치의학대학원 구강생화학교실
박희경 **Hee-Kyung Park** 서울대학교 치의학대학원 구강내과진단학교실
배광학 **Kwang-Hak Bae** 서울대학교 치의학대학원 예방치학교실
조재진 **JaeJin Cho** 서울대학교 치의학대학원 구강생화학교실(치의재생생명공학 전공)
진보형 **Bo-Hyoung Jin** 서울대학교 치의학대학원 예방치학교실

다이제스트 치의학 연구윤리

Dental Research Ethics

펴낸곳 서울대학교출판문화원
펴낸이 오연천
지은이 진보형·강명신·권복규·노상호·박희경·배광학·조재진

초판 1쇄 인쇄 2012년 8월 27일
초판 1쇄 발행 2012년 9월 5일
출판등록 제15-3호

주소 서울시 관악구 관악로 1 우편번호 151-742 ○ **대표전화** 02-880-5252 팩스 02-888-4148
마케팅팀(주문상담) 02-889-4424, 02-880-7995 ○ **이메일** snubook@snu.ac.kr
홈페이지 www.snupress.com ○ **영문홈페이지** eng.snupress.com

ISBN 978-89-521-1338-2 (93510)

DENTAL RESEARCH ETHICS

Dental Research Ethics

다이제스트 치의학 연구윤리

진보형 강명신 권복규 노상호 박희경 배광학 조재진

서울대학교출판문화원

책머리에

우리나라에서 연구윤리에 대한 논의가 활발히 진행되기 시작한 것은 2000년대 초였던 것으로 기억한다. 나를 포함한 대부분의 연구자가 연구 자체에만 몰두하다 보니 '책임 있는 연구가 무엇인지?' 또는 '연구자가 지켜야 할 도리나 사회적 책무는 어디까지인지?' 등에 대해서는 돌아볼 겨를이 없을 때가 많았다. 그러나 다양한 분야에서 연구윤리가 강조되고, 연구 부정행위나 부적절 행위가 공론화되면서 치의학계에서도 점차 필요성을 공감하며, 강조하는 분위기가 조성되어 가는 실정이다.

여기에 뜻을 함께하는 몇몇 교수들이 모여, 각자 전공 분야에 따라 책임 있는 연구자가 알아야 할 기본 지식을 모으고, 정리하면서 함께 공부한다는 마음가짐으로 원고 집필을 시작한 것은 2009년 가을이었다.

특히 2008년 서울대학교 대학원 치의학과 교과목으로 「치의학 연구윤리」를 개설하였는데, 학생들에게 연구윤리의 개념을 좀 더 심어 주고, 이를 실천할 수 있는 방안을 본격적으로 모색하는 계기가 되었다. 이 방법의 하나가 일방적인 강의 형식을 넘어 상호 소통하는 쌍방적인 강의 형식을 취한 것이었다. 이를테면 교수가 학생에게 문제를 제시하고, 학생들이 소그룹으로 토론하는 과정에 자신의 의견을 피력하고, 남의 의견을 경청하고 조율하면서 점차 연구윤리에 대한 개념을 정립하도록 유도하는 방법이었고, 이 과정에 원고 내용이 주 교재로 활용되면서, 점점 책으로 만들어지기 위한 제 모습을 갖추게 되었다.

여기에 정리된 글 들은 그간 수업시간에 활용된 강의 자료, 학생들과 논의한 문제, 학생들에게 제시된 자료 등이 중심이 된 것이다. 많은 이들이 이 책을 활용해서 보다 더 치의학 연구윤리에 대해 생각하고, 개념을 잡는 데 도움이 되었으면 하는 바람이다.

아직 이 분야가 치의학계에서는 초기 단계에 있으므로 많은 개정이 필요하리라 생각되지만, 첫 단추를 꿰었다는 뿌듯함도 없지 않아 있다. 원고 집필에 함께 참여한 교수들은 행여 이번의 작업이 잘못 꿰어져 한쪽만 삐죽하게 나온 모양이 되지 않기 위해 초고가 마감되는 시점부터 다시 개정판에 대한 고민을 해야 하지 않을까 논의해 보기도 하였다. 계속적으로 관련된 지식들이 쏟아져 나오고, 지침들이 개정되면서 새로운 개념과 연구 결과가 축적되고 있기 때문이다.

무언가를 시작하는 일에는 늘 설렘과 두려움이 공존한다. 특히 글을 써서 책으로 출판한다는 것은 활자가 영원히 돌아다니며 흔적을 남기게 되니, 더욱 그러하다. 그래도 우리의 이런 바람이 전달되어 이 책을 계기로 이와 관계된 사람들이 치의학 연구윤리에 대해 한 번 더 생각해 보고, 실제 연구를 수행함에 있어서도 늘 반성하며 자신을 대입해 본다면 이 또한 우리 노력의 결실이라고 볼 수 있지 않을까 생각한다.

아직도 갈 길이 멀지만 그래도 첫발을 떼었으니, 지속적으로 노력하여 좋은 자료로 길이, 널리, 사용되기를 바라는 마음뿐이다.

마지막으로 책의 출간을 위해 노력해 주신 강명신 교수, 권복규 교수, 노상호 교수, 박희경 교수, 배광학 교수, 조재진 교수께 감사드리고, 특히 책의 출간을 위해 많은 조언과 헌신적인 협조를 아끼지 않으신 김선래 편집자께 감사의 마음을 전한다.

2012년 6월 30일

진보형 씀

일러두기

• 제1장의 '피험자 보호의 기본 개념과 역사'는 이화여대출판부에서 펴낸 『생명윤리와 법』(권복규, 김현철 지음)의 일부 내용을 발췌 후 개고한 것이며, 제3장 「동물실험 꼭 필요할까?」는 출판사 다른세상에서 출간한 『탐욕과 오만의 동물실험』(김익현, 안기홍 옮김, 원저: C. R. Greek, J. S. Greek. *Sacred Cows and Golden Gees*. London: continum. 2000)과 같은 저자의 후속 저서인 『가면을 쓴 과학동물실험』(윤미연 옮김, 원저: C. R. Greek, J. S. Greek. *Specious Science*. London: continum. 2002)를 주요하게 참고하여 집필하였습니다. 이를 허락해 준 저자들과 이화여대출판부와 다른세상 출판사에 감사를 표합니다.

• 참고문헌은 장별 글의 특성에 따라 각주로 처리하거나 각 장의 말미에 참고문헌 목록을 수록하는 방법으로 정리하였습니다.

• 영문도서명과 저널명의 표기에서는 한글표기가 가능할 경우 국영문 병기(예: 『란셋 *The Lancet*』)를 하였으나 그렇지 않을 경우에는 영문이탤릭(예: 『*Journal of Clinical Periodontology*』)만 표기하였습니다.

• 인터넷 사이트 출처를 밝힐 때 국문 사이트는 국문을, 영문 사이트는 영문을 일차 언어로 사용하였습니다.

차례

01

인간 대상 연구의 윤리와 법규

권복규 · 강명신

01장에서 주로 다루는 내용

고대부터 현재까지 인간 대상 의학연구에 영향을 미친 주요 사건들의 내용과 의미를 알아본다. 임상시험을 포함한 인간 대상 연구의 윤리적 법적 규제를 개괄하고, 연구윤리의 필요성과 연구윤리의 원칙과 적용, 의약품 임상시험 관리기준과 기관연구윤리심의위원회(Institutional Review Board)의 중요한 사항을 살펴본다.

피험자 보호의 기본 개념과 역사

1. 근대 이전의 의학연구와 인간 대상 연구

20세기에 이르기까지 산 사람을 대상으로 한 체계적인 인간 대상 연구가 이루어진 것은 거의 없다. 기원전 3세기에 알렉산드리아 뮤제이온museion의 헤로필로스(Herophilos, BC 335~280)가 여러 사람 앞에서 인체를 해부했다는 기록이 죽은 인체를 이용한 의학연구의 시작이다. 하지만 해부학은 중세까지도 불법이었으며, 베살리우스(Vesalius, 1514~1564)의 『인체의 구조에 대하여』가 1543년 출간된 이후 교육과 연구 목적의 인체 해부가 의과대학 교육과정에 체계적으로 도입되었지만 그 대상이 되는 시신은 주로 범죄자나 무연고자의 것이었다. 수요에 비해 시신의 공급이 부족하자 19세기 초반 영국에서는 소위 '시체도굴꾼resurrectionist'들이 매장당한 지 얼마 되지 않은 시신을 파내어 해부용으로 판매하는 일도 생겼다. 이 중 버크Burke와 헤어Hare라는 건달은 해부용 시신 판매를 목적으로 살인까지 저질러 1829년 교수형에 처해지기도 하였다. 인간을 대상으로 하는 체계적 생리학 연구 가운데 특기할 만한 일은 1882년 윌리엄 버몬트(William Beaumont, 1785~1853)가 사고에 의해 위에 구멍이 난 마르틴이라는 청년을 대상으로 위장의 소화기능을 관찰한 것이다. 하지만 이는 일회적인 사건으로 20세기에 들어설 때까지 체계적인 인간 대상 연구는 없었고, 동물에 대한 생체해부를 통하여 실험생리학의 의의를 강조한 생리학자 클로드 베르나르(Claude Bernard, 1813~1878) 역시 인체실험의 의의에도 불구하고 윤리적인 이유로 그러한 일을 해서는 안 된다고 강조하였다.

2. 나치와 일본군 731부대의 잔인한 인체실험

인간 대상 연구에 대한 금기에도 불구하고 제2차 세계대전 당시 독일군과 일본군은 전쟁포로 및 수용소 재소자, 그리고 점령 지역의 민간인을 대상으로 대규모의 생체실험을 수행하였다. 독일에서는 '죽음의 천사'라는 별명으로 불렸던 요제프 멩겔레(Josef Mengele, 1911~1979)를 비롯하여 카를 브란트(Karl Brandt, 1904~1948), 볼프람 시에베르스(Wolfram Sievers, 1905~1948) 등 독일의 많은 의사가 유태인과 전쟁 포로들에게 말라리아, 티푸스 등을 일부러 감염시키고 진행 상태를 보는 실험, 저압이나 저온 등 가혹한 환경에서 생체의 변화와 죽음의 과정을 보는 실험, 살아있는 사람의 뼈나 근육을 떼어내어 이식하는 실험, 독극물을 주입하고 죽어가는 양상을 보는 실험, 불임 시험, 그리고 인류학적 연구를 위해 사람의 머리 및 두개골을 수집하는 실험 등을 수행하였다. 일본인 의사 이시이 시로(石井四郎) 중장이 이끄는 일본군 731부대도 마찬가지였다. 그들은 3,000명에 달하는 한국인, 중국인, 러시아인 포로를 대상으로 페스트와 콜레라 등 세균감염 실험 및 총을 쏘거나 폭탄을 터뜨려 생존율과 부상 양상을 보는 실험, 살아있는 채로 냉동시키는 냉동실험, 생체해부 등을 행하였다. 인체실험을 자행한 독일 의사들은 전쟁이 끝난 뒤 연합국 군대에 체포되어 1946년 10월부터 1947년 8월까지 열린 소위 '뉘른베르크 재판'으로 알려진 전범 재판에 회부되었다. 그들의 죄명은 '전쟁범죄' 및 '인류에 반한 범죄'였다. 모두 23명의 피고 중 20명이 의사면허를 가지고 있었으며 이들 중 15명이 유죄 판결을 받았고 그중 7명이 교수형에 처해졌다. 그러나 이시이 시로 및 731부대의 구성원들은 실험 결과를 가지고 미군과 협상을 진행하여 미군에 협조하는 대신 아무런 처벌도 받지 않았으므로 그 죄상은 그대로 묻혀지게 되었다.

뉘른베르크 전범재판은 훗날 인간을 대상으로 하는 연구의 기본원칙이 된 1947년의 뉘른베르크 강령, 그리고 그 뒤를 이어 1948년 12월 18일 국제연합총회에서 채택된 '세계인권선언Universal Declaration of Human Rights'이 등장하는 데 중요한 계기가 되었다.

3. 1947년의 뉘른베르크 강령

뉘른베르크 강령은 1947년 전범재판에 회부된 나치 협력 의사들을 단죄하기 위해 만들어졌다. 이 강령은 인간 대상 연구에서 가장 중시해야 할 기본 원칙으로 '피험자의 자발적인 동의'를 천명하였다. 이와 함께 제시된 것은 과학적인 목적을 위해서만 연구를 수행하여야 하며, 피험자의 건강과 복지가 절대적으로 보호받아야 하며, 적절한 시설을 갖춘 곳에서 적합한 자격이 있는 연구자만이 연구할 수 있으며, 피험자는 언제라도 연구 참여를 그만둘 수 있다는 것이다. 이러한 원칙을 위반한 연구는 비윤리적이다.

4. 1964년의 헬싱키 선언

뉘른베르크 강령의 정신을 확대하여 세계의사회WMA는 1964년 핀란드 헬싱키에서 열린 총회에서 '인간 대상 연구에 있어서의 윤리 원칙'을 발표하였는데 이 문서는 소위 '헬싱키 선언'으로 잘 알려져 있다. 의학연구의 발전에 따라 세부적인 내용이 여덟 차례 개정된 이 문서는 2008년 개최된 서울 총회에서 최종 개정본이 채택되었다. 헬싱키 선언이 제시한 인간 대상 연구의 기본원칙은 다음과 같다.

- 피험자의 생명, 건강, 존엄성, 인테그러티, 자기결정권, 프라이버시, 개인정보의 기밀을 보호해야 한다.
- 인간 대상 연구는 과학적 원칙에 따라야 하고 적절한 실험실/동물 연구에서 얻은 지식에 기초해야 한다.
- 연구의 설계와 수행과정이 연구계획서에 분명히 기술되고 이 연구 계획서는 연구 수행 이전에 연구윤리위원회의 심의와 승인을 받아야 한다.
- 인간 대상 연구는 적절한 훈련을 받은 유자격자만이 수행할 수 있다.

- 취약한 피험자나 집단을 대상으로 하는 연구는 이들에게 납득할 만한 혜택이 있을 때 가능하다.
- 인간 대상 연구는 목적의 중요성이 내재적 위험과 부담을 능가할 때 수행 가능하다.
- 의사결정능력이 있는 피험자에게는 반드시 자발적인 동의를 받아야 한다.
- 개인 식별이 가능한 인체유래물이나 데이터를 이용할 때는 주의해야 한다.
- 저자, 편집자, 발행인 모두 연구 결과의 출판에 대한 윤리적 책임이 있다.

의학연구의 발전과 함께 구체적인 내용은 일부 달라졌지만 기본 정신은 1964년의 원래 버전과 동일하다. 헬싱키 선언은 인간 대상 연구 시 의료인이 준수해야 할 가장 기본적인 원리이다.

5. 1966년 비처 리포트

1966년 6월 16일 하버드대 의학과의 헨리 비처Henry Beecher 교수가 『*New England Journal of Medicine*』에 「윤리와 임상연구(Ethics and Clinical Research)」라는 제목의 논문을 발표하였다. 그는 이 논문에서 모두 22종의 주요한 비윤리적 임상연구의 실태를 폭로하였는데 이 중에는 22명의 피험자에게 면역학 연구를 목적으로 살아있는 암세포를 이식한 연구, 피험자에게 인위적으로 간염을 감염시켜 본 연구, 페니실린으로 치료가 가능한데도 플래시보placebo 대조군을 위해 위약을 준 연구, 피험자에게 이산화탄소 중독을 시켜본 연구 등이 포함되었다. 비처의 이와 같은 연구는 인간 대상 의학연구에 대한 대중과 사회의 관심을 촉발하는 계기가 되었으며, 미국 연방정부로 하여금 인간 대상 연구에 대한 규제를 만드는 데 중요한 기폭제가 되었다. 비처의 논문이 발표된 이후 윤리는 임상연구의 중요한 한 부분이 되었다.

6. 터스키지 매독 연구와 벨몬트 보고서

터스키지 매독 연구Tuskegee Syphilis Study는 1932년부터 1972년까지 미국 앨라배마 주에 있는 터스키지 마을에 거주하는 가난하고 무지한 흑인 매독환자 399명을 대상으로 수행된 의학연구다. 이는 매독의 자연 경과를 관찰하는 연구였으며, 1947년에 페니실린이 개발되어 매독 치료가 가능하게 되었음에도 연방정부의 지원을 받았던 연구진은 치료를 하지 않고 매독 환자의 경과만을 관찰하였다. 이 중 28명이 매독으로 사망하였고, 100명은 매독 후유증으로 사망하였으며, 이들의 부인 중 40명이 매독에 감염되었고 19명의 신생아가 매독으로 인해 사망하였다[1].

이 연구는 1972년 뉴욕타임즈에 폭로되면서 중단되었는데 비윤리적 의학연구, 인종차별 등 많은 문제를 드러내면서 1979년 미국 '생의학과 행동과학 연구의 피험자 보호를 위한 국가위원회National Commission for the Protection of Research Subjects of Biomedical and Behavioral Research'가 '벨몬트 보고서Belmont Report'를 채택하는 계기가 되었다.

벨몬트 보고서는 인간을 대상으로 하는 의학연구에서 지켜야 할 세 가지 원칙을 제시하였는데, '인간존중의 원칙Principle of Respect for Persons', '선행의 원칙Principle of Beneficence', 그리고 '정의의 원칙Principle of Justice'이 그것이다.

7. 미국 연방법에 제시된 피험자 보호 규정

1991년 미국연방규정집Code of Federal Regulations에 'Title 45-Public Welfare and Human Services Part 46-Protection of Human Subjects'가 제정되었다.

---

1 A. Thomas. "Tuskegee Syphilis Study's impact debated Blacks still distrust clinical trials, some but not all studies show." *San Francisco Chronicle*. Mar 16, 2008.

이 법은 인간 대상 연구에 필요한 있어 기관연구윤리심의위원회Institutional Review Board, IRB의 구성, 운영, 동의 등 중요한 정책들을 정하고 있으며, 연방정부의 연구비 지원을 받건 받지 않건 간에 이 법이 정한 범위에 해당하는 연구기관들은 이러한 정책을 따를 것을 명령하고 있다. 이 법은 미국이 연방법으로 정한 인간 피험자를 보호하는 가장 포괄적인 규정이다.

8. 국제의학기구평의회CIOMS의 지침

세계보건기구WHO 산하의 국제의학기구평의회Council for International Organizations of Medical Sciences는 1970년대 후반 인간을 대상으로 하는 생의학연구의 윤리 문제에 대한 작업을 시작하여 1982년 이에 대한 국제 윤리지침을 제안하였다. 이 지침은 1993년에 공포되었고, 이후 여러 윤리적 문제가 발생하여 2000년과 2002년에 각각 개정본이 나왔다. 헬싱키 선언에 기본을 둔 이 지침은 구체적인 문제의 해결을 목적으로 하며 임상시험자, 윤리심사위원회, 피험자 및 의뢰자의 권한과 의무에 대해 설명하고 세부적으로는 임상시험의 윤리적 정당성, 윤리심사위원회, 동의서, 대조군 선택, 취약한 피험자, 비밀 보호, 피험자의 권리 및 임상시험의뢰자의 윤리적 의무에 대한 지침 등 총 21개항목으로 구성된다.

9. 황우석 박사의 줄기세포 논문조작 사건

우리나라의 생의학 및 인간 대상 연구에 가장 큰 영향을 미친 사건은 2005년에 일어난 황우석 박사의 '체세포 복제배아 줄기세포 논문조작 사건'이다. 수의학을 전공한 동물 복제 전문가인 황우석 박사는 인간체세포복제배아 줄기세포 연구에 뛰어들어 2004년 『사이언스』지에 세계 최초로 이러한 줄기세포를 수립하였다고 발표한 데 이어 2005년에는 실용 가능한 확률로 이를 수립하였다고 발표하였으나 추후의 조사 결과 이는 모두 데이터를 조작한 결과로 드러났다. 이 과정에서 건강한 여성으로부터의 연구용 난자 취득 문제, 연구원에 대한 강압, 난자 매매와 동의의 적절성, IRB 심의의 적절성 등 생명윤리 문제와 함께 논문데이터의 위조, 변조와 저자등재권한 변경과 같은 연구윤리 문제들이 지적되었다. 이 사건은 연구와 관련된 윤리적 문제들에 비교적 둔감했던 우리나라 생명과학 및 의학계에 경종을 울리고, 생명윤리와 연구윤리가 발전하는 중요한 계기가 되었다.

인간 대상 연구의 윤리적 규제와 법적 규제

인간 대상 연구의 규제는 피험자의 안전 보호를 일차 목적으로 한다. 임상시험clinical trial은 필요한 경우 대조군을 설정하고, 실험군과 대조군에 무작위로 피험자를 할당하는 체계적인 디자인으로, 인간 피험자에게서 약이나 기기 혹은 수술법 등 인위적인 의료개입의 효과에 대한 근거를 마련하는 활동이다. 특히 근거중심의학Evidence-Based Medicine, EBM에서는 임상적 효과를 중요하게 다룬다.

임상시험 규제에는 윤리적 규제와 법적 규제가 있다. 전문직 단체의 자율적 윤리지침이 대표적이나, 이런 내용을 국가의 법에 담아 법률로 공표하고 국가가 관련 공무기관에 관리감독을 일임하기도 한다. 국민의 생명과 안전은 국가가 보호하는 중요한 이익이므로, 국가는 법규로 이를 뒷받침하고 연구 전반에 대하여 관리감독을 한다.

앞에서 열거한 역사적인 사실들을 보면, 인간을 대상으로 한 연구피험자에 대한 보호에서는 법과 윤리가 서로 긴밀하게 연관 맺어진 것을 볼 수 있다.

임상시험이라는 분야야말로 생명윤리 및 이와 관련된 법과 정책의 학제적 성격을 볼 수 있는 대표적 사례로 꼽힌다.

앞에서 배운 역사적 배경을 다시 보면, 연구윤리의 중요성이 대두된 다음에야 국가가 법적인 규제를 마련했음을 알 수 있다. 뉘른베르크 전범재판에 회부되었던 의사들은 당시 독일의 인종청소법의 비호 아래, 제2차 세계대전 당시에 실험을 자행했다. 벨몬트 보고서가 나오게 된 배경에는 터스키지 매독 연구가 있는데, 1932년부터 1972년까지 이어진 이 연구의 경우 국가기관인 보건국Public Health Office의 지원을 받아 이루어졌다. 뉘른베르크 강령은 자발적인 동의voluntary consent가 절대적으로 중요하다는 것을 천명한 최초의 윤리강령이다. 터스키지 매독 연구가 중지된 1972년 이후 미국에서는 국가위원회가 구성되었고, 1979년 임상시험뿐만 아니라 인간을 대상으로 한 모든 연구의 피험자를 보호하기 위한 윤리 보고서인 벨몬트 보고서가 채택되었다.

연구윤리의 필요성

제2차 세계대전 이후 의료테크놀로지는 인간을 피험자로 한 연구의 폭발적 증가와 병행하여 폭발적으로 증가하게 되었다. 환자를 피험자로 등록시키는 일이 많아지면서 어려운 문제가 생겨나기 시작했다. 어려운 문제란 어떤 것인가? 자꾸 윤리를 따지면 과학 발전에 저해를 초래하는 것은 아닌가? 앞에서 소개한 헨리 비처 교수는 1966년 논문에서 이렇게 지적하였다. “동료 의사들이 볼 때도, 연구의 피험자인 환자들이 연구에서 자신을 어떻게 활용하는지 제대로 알았더라면 연구에 참여하지 않았을 것이고 그렇다면 연구 자체가 불가능했을 게

분명한 연구들이 수두룩하다." 그는 연구의 목적은 물론, 연구와 관련해서 예상되는 위험과 불편을 제대로 설명하는 일의 중요성을 강조하였다.

이 문제를 윤리학의 한 분야인 가치론의 측면에서 확인해 보자. 가치에는 본질적 가치와 도구적 가치가 있다. 무엇을 위해 공부하는지 끝까지 스스로에게 물어 볼 경우 본질적 가치는 더 이상 그것이 무엇을 위해 가치 있는지 따져 물을 수 없는 것을 말한다. 도구적 가치는 말 그대로, 본질적 가치에 도구가 되는 가치를 말한다. 과학은 본질적 가치가 아니다. 이는 과학이 존재하는 것은 과학 자체만을 위해서가 아니라는 뜻이다. 의과학 역시 마찬가지다. 인류의 건강을 통한 행복이 의과학과 의료의 목적이라고 전제한다면, 그래서 의과학 자체의 급속한 발전 자체가 목적이 아니라면, 혹은 그것이 진정한 발전이 되려면, 좋은 가치에 기여해야 한다. 그러므로 연구의 결과 혹은 연구에서 기대되는 사회적 이익뿐만 아니라, 과정에서도 인간의 자율성을 보호하여야 한다. 의과학이라는 활동의 윤리적 정당성이 과학 자체에 있지 않다는 것이 분명해졌는가.

연구윤리의 원칙

어떤 연구를 윤리적이라고 할 것인지 자문해 보라. 그것은 연구의 과정과 연구의 목적이 윤리적인 것이다. 어떻게 연구하는 것이 윤리적인 연구인가? 벨몬트 보고서에서 제시한 원칙을 다시 보자. 1) 인간존중의 원칙Principle of Respect for Person, 2) 선행의 원칙Principle of Beneficence, 그리고 3) 정의의 원칙Principle of Justice이다. 1979년 만들어진 벨몬트 보고서는 인간 대상 연구를 수행하는 모든 연구자가 필수적으로 읽는 윤리지침이다. 이 보고서에서 제시한 세 가지 윤리원칙인 인간존중의 원칙, 선행의 원칙, 그리고 정의의 원칙을 좀 더 살펴본다.

1. 인간존중의 원칙 Principle of Respect for Person

이 원칙은 칸트의 도덕철학에서 유래됐다. 모든 인간을 자율적인 존재로 대우하고 수단으로만 이용해서는 안 되며, 반드시 상대방이 스스로 선택할 수 있게 하고 스스로 판단할 능력을 소실한 사람에 대해서는 추가적인 보호를 하여야 한다. 자율성의 요소는 첫째, 정보를 이해하고 처리할 수 있는 정신적 능력이고, 둘째, 다른 사람들의 통제나 영향에 구속되지 않는 자유와 자발성이다. 이 원칙으로부터 유래한 윤리 규칙은 인폼드 컨센트informed consent를 얻어야 한다는 것과, 피험자의 프라이버시를 존중하여야 한다는 것이다.

칸트 도덕철학과 인폼드 컨센트(충분한 설명에 의한 동의) – 자율성 존중과 인간 존중

인폼드 컨센트 규칙은 '고지된 승낙', '정보에 기초한 동의', '충분한 설명에 의한 동의' 등으로 불리는데, 이것이 바로 인간존중의 원칙의 하위규칙이다. 인간존중이라는 말은 구체적으로 피험자의 자율성 존중을 의미한다.

칸트 도덕철학의 요체는 자발적으로 동의도 하지 않은 일에 단지 수단으로만 인간을 이용하는 것은 인간을 인격체가 아닌 사물의 수준으로 대하는 것이라는 점에 있다. 칸트는 "다른 인간이나 자신을 수단으로서만 대하지 말고, 목적으로도 대하라."라는 무조건적 도덕명령으로 그렇게 말하였다. 인간을 수단으로 이용하는 것은 공리주의적 정당화 원칙인 다수의 행복의 극대화 원칙에 따라 다수의 이익을 위해 필요하다는 것만으로는 정당화되지 못한다.

2. 선행의 원칙 Principle of Beneficence

이 원칙은 해악의 최소화와 이익의 최대화를 상기시킨다. 이 원칙으로부터 나온 윤리규칙은, 첫째, 이익은 최대로 하고 해악은 최소화하는 연구디자인을 가능한 한 만들어야 한다는 것, 둘째, 연구자들은 연구과정을 수행할 능력을 갖추어야 하며 위험발생에 대처할 능력이 있어야 한다는 것, 그리고 셋째, 위험-이익의 비율이 적절한 선을 넘게 되면 연구를 하여서는 안 된다는 것이다.

3. 정의의 원칙 Principle of Justice

이 원칙이 말하는 것은 사람들을 공정하게 다루어야 하며 연구의 부담과 이익을 균등하게 공유할 수 있는 연구디자인이어야 한다는 점이다. 이로부터 도출하는 윤리규칙은, 첫째, 피험자를 균등하게 선정할 것, 둘째, 취약한 피험자를 착취하거나, 편의대로 피험자를 선정해선 안 된다는 것이다.

윤리원칙의 적용

1. 인폼드 컨센트(충분한 설명에 의한 동의)

아무리 지적 호기심이 지대하더라도, 제아무리 큰 금전적 이익이 국가이익으로 이어진다고 해도, '충분한 설명에 의한 동의'를 받지 않고 피험자의 신체와 정신에 조작을 가해서는 안 된다. '충분한 설명에 의한 동의'가 인폼드 컨센트이다. 환자가 연구와 관련하여 충분한 설명을 듣고 이 내용을 이해한 후 자발적으로 동의하였을 때 이 규칙의 성실한 이행이 이루어졌다고 본다.

다시 상세하게 말하면, 인폼드 컨센트의 요소는 다섯 가지이다. 첫째, 의사결정능력decision-making competence, 잠재적 피험자에게 의사결정능력이 있어야 한다. 없다면 대리인이 있어야 한다. 둘째, 정보제공information, 연구와 관련된 정보를 충분히 제공하여야 한다. 연구의 목적과 방법 외에도 연구와 관련해서 피험자에게 예상되는 이익이나 위험 등, 연구 참여 여부를 결정할 때 잠재적 피험자에게 필요할 것으로 생각되는 정보를 제공하여야 한다. 셋째, 이해understanding, 잠재적 피험자가 제공된 정보를 제대로 이해하였는지 확인하는 과정을 두어야 한다. 언제든지 필요한 질문을 할 수 있도록 할 뿐 아니라, 이해하였는지 적극적으로 확인하여야 한다. 넷째, 자발성voluntariness, 피험자의 결정은 자발적이어야 한다. 환자의 자발성은 다른 요소와 관련된다. 특히 연구 참여에 대한 금전적 보상은 자발성과 관련하여 논란이 된다. 결정 자체가 자발적이어야 한다는 원칙이야말로 자율성 존중으로서의 인간존중에 기본이다. 다섯째, 서명signature, 위의 모든 요소가 제대로 갖추어진 설명 동의 절차를 확인하고, 잠재적 피험자 본인 혹은 대리인의 서명을 받아야 한다.

2. 이익과 위험의 평가

실험이나 연구에 관련된 이익benefit과 위험risk이 무엇인지 지적하고, 이를 평가하여 양쪽을 어떻게 저울질해야 할지 지침이 될 것이다.

1) 이익 benefit

이익은 연구에 참여할 때 발생하는 적극적인 가치와 이득을 말한다. 이는 치료 결과가 좋을 확률이 높아진다든지 하는 것처럼 피험자에게 구체적으로 와 닿는 것이 될 수도 있지만, 일반적인 것 그리고 당장 손에 잡히지 않는 것이 될 수도 있다. 예를 들면, 약물중독의 사회경제적인 원인을 이해하는 데에는 연구 결과가 중요하다는 것 등이 될 수 있다.

2) 위험risk

보통은 위험이 발생할 소지가 있는 해악의 발생 확률과 크기를 가지고 위험을 평가한다. 여기에는 '위험이 피험자 모두에게 생길 수 있는지 몇 명에게만 생길 수 있는지?' 또는 '발생할 수 있는 해악이 경미한 가려움증인지 아니면 사망할 수도 있는지?' 등이 해당되지만 위험의 종류도 감안할 필요가 있다. 임상시험에서는 신체적인 위험에 주안점을 두겠지만, 사회적 · 법적 · 경제적 · 심리적 위험에 대한 검토 역시 필요하다. 또한 위험의 범위가 개별 피험자에게 국한되는 것일 수 있지만, 사회적으로 좀 더 넓은 범위에 걸쳐 발생할 수도 있을 것이다.

선행의 원칙과 해악금지의 원칙

선행의 원칙은 이익이 되는 것을 하여야 함을 말하며, 해악금지의 원칙은 해가 되는 것을 하지 말아야 하는 원칙이다. 선행의 원칙이나 해악금지의 원칙 중에서 하나를 가지고 다른 것을 포괄할 수 있는 것으로 보기도 한다. 여기에서 한 가지 생각해 둘 것은 환자의 자율성 존중의 원칙과 선행의 원칙의 관계이다. 사실 임상시험에서, 피험자의 연구 참여가 피험자에게는 꼭 이익이 되지 않는 연구들이 있을 수 있다. 그렇다면 의과학자는 이 결정을 비합리적인 의사결정이라고 보고 막아야 할 것인가. 그렇지만은 않다. 윤리원칙은 다른 우선할 조건이 없는 한, 그 원칙을 따라야 한다는 것이지, 그것 자체가 절대원칙은 아니기 때문이다. 그러나 이 맥락에서 보듯 연구윤리는 인폼드 컨센트 규칙에 많이 의존하고 있는데, 인폼드 컨센트 규칙의 요소들을 충분히 실현시키기가 어렵다는 사실에 주목할 필요가 있다. 하여간에, 연구의 사회적 · 과학적 가치와 연구의 과학적인 타당성 그리고 연구가 과연 수행할 만한 이익을 가지고 있는지 평가할 필요가 있다. 이것은 사회적인 해명의 책임에서 중요한 일이다. 과학적이어야 하고, 꼭 필요한 연구여야 하며, 이 연구의 결과가 사회적 이익이 되어야 한다.

3) 이익과 위험의 평가

피험자와 사회에 주게 될 위험과 발생 가능한 이익을 견주어야 한다. 위험의 발생확률과 이익의 발생확률, 위험의 크기와 이익의 크기를 판단하되, 피험자에게 지급하는 돈을 이익으로 포함시켜서는 안 된다. 연구자의 어려운 일 중의 하나가 바로 연구 결과의 잠재이익이 연구 수행의 위험을 능가하는지 아닌지를 결정하는 일이다. 사전에 위험과 이익을 가늠하기 어려울 뿐만 아니라, 위험은 개인이 감당하지만 이익은 개인에 국한되지 않고 사회로 돌아가기 때문이다.

이해상충의 고려

이해상충의 고려가 점점 중요해지고 있다. 이해상충이란 연구에서 제일 중요한 이해당사자인 환자를 보호할 이익에 앞서, 연구자의 이익을 우선할 수 있는 상황을 일컫는다. 재정적 혹은 비재정적인 이유로 자신의 판단을 흐리지 않도록 자기를 관찰할 필요가 있다. 환자등록을 많이 하여 제약회사나 의료기기 회사로부터 인센티브를 받는다든지, 연구 결과를 출판하여 연구 업적으로 인정을 받는다든지 하는 상황은 각각 금전적 이해상충, 비금전적 이해상충으로 불린다. 이해상충의 문제가 중요하게 대두되는 이유는, 자신의 이익을 우선시한 연구자가 연구 프로토콜에 기입한 환자등록 기준을 느슨하게 적용하여 환자등록을 서두르고, 임상 결과를 읽을 때도 편견을 개입시키기 쉽고, 출판 여부의 결정이나 출판 시기의 결정에도 영향을 미친다는 보고가 늘고 있기 때문이다.

3. 피험자 선정의 정의 justice

역사상 자선병원에서 이루어진 과거의 연구들의 경우 사회가 자선기금으로 만든 병원시설에 있는 사람들이 사회적 이익을 위해 연구에 참여하는 것이 하나의 의무인 양 여겨졌으므로 연구 참여에 자발적인 동의를 구하는 데 소홀하였다. 이처럼 정의의 원칙으로부터, 피험자 선정이 공정했는지 그리고 연구 참여 및 배제의 기준이 적절한지, 등록 방식이 적절한지 평가할 필요가 있다. 연구의 이익과 부담을 공정하게 공유하는 것이 중요하다. 취약한 피험자의 보호에 더욱 주의를 기울여야 한다. 취약한 피험자vulnerable subjects란 자신의 자율성을 스스로 보호하기 어려운 입장에 있는 피험자를 말한다. 소아, 정신질환자, 치매노인, 장애인 등은 물론이고 연구자의 하급직원도 포함된다.

또, 국제관계상 선진국과 개발도상국의 관계에서 문제가 될 수 있다. 따라서 선진국 연구자들이 개발도상국 국민을 피험자로 하여 임상시험을 할 때에 양국에서 임상시험심의위원회의 심의를 받는 것이 원칙이다. 역학적으로 에이즈 유병률이 높은 아프리카 지역의 자이레에서 에이즈 연구가 시행되었을 때에도, 인간을 기니아 피그로 이용한다는 비난을 받았다. 취약성을 이용하여 취약한 쪽만 연구의 부담을 지게 하는 것이나, 연구의 이익을 보는 사람들과 부담을 지는 사람들이 체계적으로 다른 것은 정의의 원칙에 위배된다.

국제적으로 주요한 윤리지침

연구윤리와 관련해서는 미국의 벨몬트 보고서의 원칙이 가장 근간이 된다. 벨몬트 보고서 이후 제정된 국제지침도 이를 준용하고 있다는 사실을 아는 것은 중요하다.

우선 역사적 배경을 다시 보자. 앞에서 우리는 터스키지 매독 연구를 배경으로 미국정부가 움직이고 의회가 움직이게 된 것을 간단하게 살펴보았다. 터스키지 매독 연구를 계기로 연방정부 차원에서도 규제를 만들어 인간 피험자들을 보호하여야 한다고 천명하게 된 것이다. 미국의 연방 규제에도 연구에 대한 국가 법안이 실리게 되었다45CFR46. 이로써 1974년 미국 의회는 국가위원회National Commission for the Protection of Human Research Subjects in Biomedical and Behavioral Research의 구성을 법률로 인가하고, 이 위원회에서 기본적인 윤리원칙을 제시하도록 권한을 위임받았다. 인간을 대상으로 한 연구의 연구 수행에서 사용할 윤리지침을 마련하는 구체적인 일이 위원회에 맡겨지게 되었는데, 그 결과물이 바로 벨몬트 보고서이다.

이후 벨몬트 보고서의 원칙을 준용하여, 국제적인 연구윤리지침을 내놓은 대표적인 두 기관이 CIOMSCouncil for International Organizations of Medical Sciences와 ICH International Conference on Harmonization of technical requirements for regulation of pharmaceuticals for human use이다.

CIOMS는 WHO가 구성한 산하기관으로, 1993년 '사람을 대상으로 한 생명의학연구에 대한 국제윤리 가이드라인'을 제정한 후 개정해 오고 있다. 이 가이드라인은 특히 개발도상국의 피험자들을 대상으로 선진국이 연구수행국가가 되는 경우에 감시할 수 있는 근거가 되며, 이와 관련된 이슈들도 연구윤리에서 많이 논의되고 있다.

ICH는 전 세계의 임상시험의 윤리기준을 표준화하였다. 그것이 ICH-GCPGood Clinical Practice(여기서 practice는 research practice)이다. 미국뿐 아니라 유럽연합, 그리고 일본의 정부와 기업도 공인하고 있다. 이 회의에서 1996년에 제시한 GCP는 말 그대로, 임상시험을 잘 수행한다는 것을 서술한 지침으로서, '임상시험의 계획, 실행, 보고 등을 위해 국제적으로 인정된 윤리적 · 과학적 기준'이다.

의약품 임상시험 관리기준과 기관연구윤리심의위원회

현재 임상시험윤리와 관련되는 우리나라의 법률을 나열해 보면, 우선 약사법 제34조 및 시행령, 시행규칙이 있고, 2001년 개정된 KGCPKorean Good Clinical Practice, 그리고 2005년에 제정되어 최근 개정 완료한 '생명윤리및안전에관한법률'이 있다. 그중에서 가장 대표적인 것이 KGCP이다. KGCP가 최초로 제정 공포된 것은 1987년이다. 시행을 관리하기 시작한 것은 1995년부터인데 ICH에서 만든 규정과 조화를 이룰 수 있도록 2001년에 개정하였다. 그리고 이 시점부터는 임상시험을 실시하는 기관을 국가에 등록하게 하는 한편 정기적으로 KGCP대로 실시하는지를 감사받도록 하고 있다. 이제 임상시험 관리기준의 개요와 IRB, 그리고 이 기준에서 정한 기본원칙을 살펴보기로 한다.

1. 임상시험 관리기준의 개요

제1장 총칙 (제1조 - 4조): 목적, 정의, 기본원칙

제2장 임상시험의 계약 및 시험기관 (제5조 - 6조): 계약, 시험기관장의 임무

제3장 임상시험심사위원회 (제7조 - 9조): 임무, 구성, 기능, 운영

제4장 시험자 (제10조 - 22조): 자격요건, 자원확보, 피험자보호, 계획서준수

제5장 임상시험의뢰자 (제23조 - 47조): 임상시험 관리, 신뢰성 보증, 모니터링, 점검

2. 의약품 임상시험 관리기준KGCP과 기관연구윤리심의위원회IRB

KGCP의 목적은 정확하고 신뢰성 있는 자료와 결과, 그리고 피험자의 권익보호 및 비밀보장이다. 국가가 기준을 제시하고 이를 국가에 등록된 시험기관 자체에서 연구자 외의 다른 전문과학자와 비과학자 및 변호사 등을 포함

한 인원으로 위원회를 구성하고 연구기관의 연구자들이 제출한 연구 프로토콜을 심사해서 연구시작을 허가하며 계속적으로 모니터링할 것을 의무화하고 있다. 기관연구윤리심의위원회 혹은 연구윤리심의위원회로 불리는 소위 IRB Institutional Review Board로 알려진 곳이다. IRB, 즉 기관연구윤리심의위원회는 위원장과 간사 및 위원으로 구성되어 연구자가 의무적으로 제출하는 문서 전체를 심사하고 요건을 갖춘 경우 승인하거나 보완 또는 시정 요청을 하고 난 뒤 검토해서 승인한다. IRB의 심사를 받지 않고는 피험자등록이나 연구 수행을 시작할 수 없다. 최근에는 전 세계적으로 IRB 기관의 허가를 받은 연구에 한해서 리뷰를 한다고 공표하는 학술지가 늘어나고 있다. 굳이 연구윤리심의위원회의 허가를 받아야 하는지 의심이 되는 경우에도, 신속심사를 통해 '심사면제'를 받은 증거가 있어야 하는 경우가 많아지고 있다. 임상시험기관은 연구윤리심의위원회를 두고 다음의 원칙대로 임상시험이 수행되도록 하여야 한다.

3. 임상시험 실시의 기본원칙

① 임상시험은 헬싱키 선언에 근거한 윤리규정, 임상시험관리기준 및 관련규정에 따라 수행되어야 한다.

② 임상시험으로부터 예측되는 위험과 불편사항에 대한 충분한 고려를 통해 피험자 개인과 사회가 얻을 수 있는 이익과 그 위험성을 상회 또는 정당화할 수 있다고 판단되는 경우에 한하여 임상시험을 실시하여야 한다.

③ 피험자의 권리, 안전, 복지는 우선 검토의 대상으로 과학과 사회의 이익보다 중요하다.

④ 해당 임상시험에서 사용되는 의약품에 대한 임상 및 비임상 관련 정보는 실시하고자 하는 임상시험에 적합한 것이어야 한다.

⑤ 임상시험은 과학적으로 타당하여야 하며, 임상시험계획서는 명확하고 상세히 기술되어야 한다.

⑥ 임상시험은 식품의약품안전청장이 승인한 임상시험계획서에 따라 실시하여야 한다.

⑦ 피험자에게 제공되는 의학적 처치나 결정은 의사 등의 책임 하에 이루어져야 한다.

⑧ 임상시험 수행에 참여하는 모든 사람은 각자의 업무 수행을 위한 적절한 교육과 훈련을 받고 경험을 갖고 있어야 한다.

⑨ 임상시험 참여 전에 모든 피험자로부터 자발적인 임상시험 참가 동의를 받아야 한다.

⑩ 모든 임상시험 관련 정보는 정확한 보고와 해석 및 확인이 가능하도록 기록하고, 처리하여 보존되어야 한다.

⑪ 피험자의 신언에 관한 모든 기록은 비밀 보장이 되도록 관련 규정에 따라 취급하여야 한다.

⑫ 임상시험에 사용되는 의약품은 의약품제조 및 품질관리기준GMP에 따라 관리되어야 하며, 식품의약품안전청장이 승인한 임상시험계획서에 따라 사용되어야 한다.

⑬ 임상시험은 신뢰성을 보증할 수 있는 체계 하에서 실시되어야 한다.

01 다시 살펴보는 연구윤리

1. 황우석 박사는 체세포복제배아줄기세포 연구과정에서 다수의 여성으로부터 구매한 난자를 사용하였으며, 자신의 연구원들에게 난자 공여를 독려하였고 자신과 이해상충 관계에 있는 위원을 IRB 위원으로 활동하게 하였다. 이와 같은 행위들은 헬싱키 선언의 어떤 조항들과 관련이 있는가?

2. 과연 연구자가 사전에 제시한 연구계획서를 포함한 프로토콜을 위원회가 심의하는 것으로 — 물론, 필요한 경우 과정을 모니터링하기도 하지만 — 사회적으로 기대하는 정도의 피험자 안전에 대한 공적인 신뢰가 확보될까? 충분한 설명에 의한 동의, 즉 인폼드 컨센트의 한계에 대해서도 생각해보자. 인폼드 컨센트의 다섯 요소를 실제로 구현하는 데 어려운 문제로는 어떤 것이 있을까?

3. 현대의학의 한 측면에서는 유전공학이나 나노과학 및 관련 제약산업이나 의료기기 및 장비 혹은 서비스 산업으로 치닫는 광경을 볼 수 있다. 본래 의학은 인간기술의 일부로 과학이자 기예인데, 테크놀로지 위주로 가는 상황에서 임상의사의 위치는 어디에 있는가? 경우에 따라 자신이 진료하는 환자를 연구 피험자로 등록할 때, 환자인 동시에 피험자인 이 사람에 대한 의사의 윤리적 고민은 무엇일까?

4. 서울에서 열린 세계의사연맹회의에서도 논의를 거쳐 수정된 적이 있는, 헬싱키 선언은 물론 ICH-GCP, KGCP 등의 자료도 직접 찾아서 읽어 본다. 우리나라의 치과의사 윤리헌장과 지침에 치과의사가 연구자 역할을 하게 되었을 때 지켜야 할 윤리규칙이 명시되어 있는지도 살펴본다.

참고문헌

권복규, 김현철. 『생명윤리와 법』(제2판). 이화여대출판부. 2008.

국립독성연구원. 「WHO권장 임상시험에 관한 국제윤리기준」. 2005.

C. H. Coleman et al. *The Ethics and Regulation of Research with Human Subject.* New York: LexisNexis. 2005.

E. J. Emanuel et al. *Ethical and Regulatory Aspects of Clinical Research: Reading and Commentary.* Baltimore: Johns Hopkins University Press. 2003.

H. K. Beecher. Ethics and Clinical Research. *N Eng J Med* 1966 ; 274 : 1354-1360.

J. Harkness et al. "Laying ethical foundations for clinical research." *Bulletin of World Health Organization,* 2001;79(4):365-372.

T. L. Beauchamp & J. F. Childress. *Principles of Biomedical Ethics* (6th ed.). New York: Oxford University Press. 2008.

Belmont Report. http://ohsr.od.nih.gov/guidelines/belmont.html (검색일자: 2012년 5월 26일)

ICH-GCP. http://ichgcp.net/overview-of-investigator-responsibilities (검색일자: 2012년 5월 26일)

의약품임상시험관리기준. http://clinicaltrials.kfda.go.kr/guide/laws/board_list.jsp?category_seq=12 (검색일자: 2012년 5월 26일)

02

생명연구 vs. 생명윤리

조 재 진

02장에서 주로 다루는 내용

인간 대상 연구에서 생길 수 있는 의과학 윤리와 사회적 윤리 간의 충돌 또는 경계에 대해 고찰하고 토의한다.

생명윤리를 둘러싼 역사적 사실

아주 오래전 사람이 아프면 굿을 하거나 기도를 하여 쾌유를 빌었다. 심지어 유럽 지역에 전염병이 창궐하여 수많은 사람들의 목숨이 빼앗겼을 때 사람들은 병자를 마귀에 씌었다고 여겼다. 아픈 사람들을 죄인으로 몰았던 것이다. 차츰 과학이 발전하고, 의학도 이에 맞추어 눈부신 발전을 하게 되면서 이제는 사정이 달라졌다. 불과 수십 년 전에는 불치병으로 여기던 질병에 걸려도 거뜬히 완쾌될 수 있게 되었고, 이 시간에도 엄청난 속도로 발전 중에 있다.

이러한 과학(의학)의 발전 덕분에 생명 근원에 대한 이해도 하루가 멀게 발전하고 있으나, 이러한 이면에는 생명에 대한 전통적인 이해 및 역사가 함께 존재하고 있는 것 또한 부정할 수 없다. 몸이 아플 때 의과학의 도움을 받아 건강을 회복하고 수명을 연장하는 사람이 있는가 하면 그렇지 않은 사람도 있다. 어쩌면 생명에 대한 새로운 연구 시도와 전통적인 생명에 대한 이해, 즉 윤리가 부딪힐 수밖에 없는 필연적 이유가 있을지도 모르겠다. 이에 과학(의학) 발전과 윤리가 상충되었던 생명윤리의 역사적 사실을 들여다봄으로써 현대 사회의 생명윤리에 대해 다시 한 번 생각해 보고, 토론할 수 있으면 하는 바람으로 이 글을 쓰게 되었다[1].

1. 수명이 길어진다, 젊게 오래 살고 싶다 C-generation

누구나 어린 시절 좋아했던 연예인들이 있을 것이다. 필자는 중학생 때 여

1 이 글은 필자가 강의한 서울대학교 치의학대학원 연구윤리 과목의 2011년까지의 강의내용을 정리한 것이며 내용은 계속 교정, 첨삭하고 있다. 대학원생들에게 과학 특히 의학 등 생명과학과 윤리의 역사적 사건을 제시하여 학생들이 현재 수행하고 있는 분야이면서 나아가 평생의 업으로 삼게 될 학문 분야의 윤리 문제/논쟁에 대해 깊게 성찰하고 토의할 기회를 마련하는 것이 주된 목적이다. 또 2010년 중앙대학교 철학과에서 강의한 내용과 2011년 초 서울 성 프란치스코 수도원 수도사 및 신부들에게 발표하고 토론한 내용도 들어 있다.

배우 황신혜, 이미숙 등을 좋아했다. 지금 생각하면 왜 책받침에 등장하던 동년배 스타가 아니고 연배가 높은 그들의 팬이었는지 잘 모르겠다. 어쨌건 수십 년이 지난 요즈음 가끔 그들이 TV 등에 나오는 걸 보면 쉰이 가깝거나 이미 넘어선 그들의 나이를 믿기 힘들 정도로 젊은 모습이다. 굳이 이들의 예를 빌리지 않아도 좋다. 주변을 둘러보면 예전 같으면 나이든 사람 취급을 받았을 30~40대 여성들의 외모는 나이 가늠이 안 될 정도로 젊다. 아니 예순이 넘어도 할아버지, 할머니 소리를 듣기 싫어하는 사람이 대부분이다. 환갑 때면 한복 곱게 입고 잔칫상 앞에서 자식들과 기념사진을 찍으며 뿌듯해하던 풍경은 불과 수십 년 만에 아주 옛날이야기가 되어 버렸다.

과연 겨우 한 세대도 지나지 않을 정도의 시간에 무슨 일이 일어난 걸까? 그렇다. 수명이 매우 빠르게 늘어나고 있는 것이다. 요즈음에는 아흔이 넘어 돌아가신 댁에 문상을 가서 '호상'이란 말을 하지 못한다. 천수를 다하는 죽음이라는 개념이 사라져 가고, 아흔에 돌아가신 분들에게도 '병명'이 있다. 병 때문에 돌아가신 것이다. 사고사가 아니면 100세, 한 세기 가까이 사는 게 당연한 그런 세상이 되었다.

2. 내 아이를 낳고 싶고 더 오래 살고 싶다 …… 인간의 죄?

오래전 우리 조상들은 아이를 점지해 달라고 (주로 아들이었지만) 물을 떠 놓고 천지신명에게 빌었고, 석불의 코를 떼어 가 끓여 먹는 등 치성을 들였다고 한다. 물론 지금은 그런 사람들이 없을 것이다. 병원에 간다.

다음 세대를 만들어 유전정보를 전달하려 하는 것은 인류만이 아니다. 이 지구상의 모든 생명체가 자신의 유전정보를 다음 세대에게 전달하려 한다.

얼마 전 모 대학병원에 입원한 102세 환자가 암수술을 성공적으로 마쳤다는 기사가 났다. 102세 할머니 환자가 수술을 견디어 내고 성공적으로 마친 것도 대단하지만 이런 일을 접할 수 있는 세상을 살고 있는 것 자체가 너무도

대단하다.

3. 재생의학의 대두

수명이 길어지면서 건강에 대한 관심이 점점 더 고조되고 있다. 더 오래 살고 싶은 바람에, 이제는 오랫동안 건강하고 젊게 살고 싶다는 바람이 더해지는 중이다. 더욱이 의과학에서도 재생의학이라고 하는 젊게 오래 살고 싶은 바람을 가능하게 해 줄 학문적 바탕을 총칭하는 학문이 대두되고 있다.

필자가 대학에 다니던 1980~90년대에는 여성의 나이가 서른 안팎이면 거의 '아줌마' 취급을 받았다. 초혼을 하기 힘든 나이로 인식되었으므로 여성들에게 엄청난 스트레스로 작용했다. 남성들도 삼십대가 되면 '아저씨' 취급을 받았다. 과장해서 말하면 서른이 되도록 미혼인 데다 직장까지 없는 남성들은 '함량 미달' 취급을 당하기도 했다. 당시 자연과학 분야의 박사과정에 있던 내 친구는 "주위 동년배들은 직장도 가지고, 차도 사고, 결혼도 하는데 자신은 부모님께 교통비 얻어 다닌다."며 자책성 발언을 하던 기억이 새롭다.

지금은 어떤가? "설마 그랬겠어?"라고 하지 않는가?

수명이 길어진다는 것은 단순히 오래 살게 된다는 것을 뜻하는 것만은 아니다. 그 의미를 넘어선다. 청년기, 장년기가 길어지는 것이다. 즉, 젊은 시절이 길어진다는 뜻이다. 이 글을 쓰는 필자도 자칫하면 65세 이후 수십 년 동안 말 붙일 사람을 찾아 매일 공원을 배회하게 될지도 모른다. 이런 세상에서 사람들이 가장 중요하게 생각하는 것은 아프지 않는 것, 바로 '건강'이다.

4. 바이털 클럭vital clock과 장기이식

우리 몸은 여러 개의 장기로 구성되어 있다. 그중에서 작동하지 않으면 생명을 유지할 수 없는 장기를 일컬어 '바이털 오르건vital organ'이라고 한다. 바이털 오르건이라고 불리는 각각의 장기는 고유의 시계를 가지고 있다. 이들 중단 한 장기의 시계가 멈추게 되면 다른 장기의 시계들에 시간이 남아 있더라도 사람은 죽게 된다. '간'의 경우 간 기능이 멈추게 되면 사람은 죽는다. 치아와 같이 여러 가지 이유로 수명보다 일찍 그 시계가 멈추게 되어 우리 몸을 유지하는 데 더 이상 이용되지 못하는 경우도 있다. 치아처럼 바이털 오르건이 아닌 장기의 시계가 멈출 경우 생명을 잃게 되지는 않지만 살아가는 데 매우 불편하게 된다. 이런 장기 중 '눈'의 예를 들어 보자. 시력이 악화되어 시야가 보이지 않게 되면 사람이 살아가는 데 너무나 불편하다. 제대로 된 생활을 하기가 힘들어진다. 그러나, 죽지는 않는다.

인류는 특정장기 부전으로 생명을 잃을 위험에 처해 있는 환자의 해당 장기를 다른 사람의 장기로 대체하면 건강을 되찾을 수 있다는 것을 알았다. 바로 '장기이식술'이다. 거부반응으로 실패했지만, 공식적으로 장기를 적출하여 이식을 시도한 최초의 의사는 1930년대 우크라이나 사람이었다.

신장을 보자. 신장은 두 개가 있기 때문에 하나를 다른 사람에게 주어도 생명을 유지하는 데는 큰 지장이 없다(부작용이 없다는 뜻이 아니다).

현대에 이르러 '장기이식술'은 눈부시게 발전하였다. 성공률이 높아져서, '장기부전'으로 생명이 위독한 환자들도 희망을 가질 수 있게 되었다. 의술이 '죽을' 사람들을 살리고 있다.

그런데, 공여장기가 절대적으로 부족하다. 장기공여자가 공여 전과 동일한 정도의 건강한 삶을 살 수 없을 확률도 항상 존재한다. 이런 의학적 이유를 떠나서 그 자체가 두렵기는 누구나 마찬가지이다. 유교적 문화가 사회 전반에 뿌리 깊게 남아 있는 우리나라의 경우 '장기공여donor organ' 문화가 정착되기 어려운 환경이다. 방송 등의 매체에서 장기공여 캠페인을 벌이고 있지만, 장기공여 증가는 장기를 이식받기 위해 기다리는 환자의 증가율에 비하면 거의 정체 상태에 있는 것으로 알려져 있다.

한 가지 특이한 점은 우리나라는 가족 간의 공여가 사회적 공여보다 월등히 많다는 것이다. 2009년에 보도된 한 신문기사에 따르면 한 고등학생이 아버지에게 자신의 간 일부를 공여했다고 한다[2]. 이는 하나의 예이며 이러한 기사는 심심치 않게 볼 수 있다. 이 기사를 보면서 여러분은 어떤 생각이 드는지 모르겠다. 효심을 중시하는 유교 사회의 미덕으로 볼 수도 있겠다. 그러나, 그 고등학생은 운전면허를 딸 수 있는 나이도 아니고, 투표도 할 수 없으며, 만약 담배를 피우게 되면 무지하게 혼나거나 징계도 받을 수 있는 미성년자다. 다음에 설명하겠지만 생명윤리적 관점에는 스스로 자신의 의사를 결정할 수 없는 사람을 뜻하는 '취약자'라는 개념이 있는데, 미성년자는 바로 그 취약자이다. 설령 취약자가 아니더라도 그가 자발적으로 장기공여에 대한 결정을 하였다고 할 수 있을까? 또 다른 예가 있다. 2011년 『조선일보』에 소개된 「아버지에게 줄 간이식 수술 앞두고 야반도주한 아들」[3]이라는 기사다. 내용은 이렇다. 혈액형 등 조건을 고려해 봤을 때 아버지에게 장기를 공여할 사람이 자신(아들)밖에 없는 상황에서, 자신이 새로이 이룬 가족, 즉 처와 자식이 있는데 만의 하나 잘못될 경우 그들을 책임질 사람이 남지 않게 될 것이라는 걱정으로 수술 전날 병원에서 나와 버린 것이다. 기사에는 '야반도주'라는 자극적인 제목이 달려 좀 씁쓸하기는 했지만 어찌 보면 이해되는 상황이다.

이렇듯 이론적이든 실제적이든 거의 모든 우리 몸의 장기가 손상되어 그 기능이 작동되지 못할 때 건강한 것으로 대체하면 새로운 삶을 살 수 있다. 새로운 인생을 시작할 수 있는 것이다. 그런데 그 장기가 부족하다.

만약, 이런 상황에서 장기를 외부에서 만들어 낼 수 있다면? 아니 거기까지는 아니더라도 그 장기를 구성하는 세포를 만들어 병든 세포들과 바꾸어 줄 수 있다면, 정말 많은 문제가 해결될 수 있다. 줄기세포를 이용해 세포치료제

2 『대전시티저널』.「전교생 울린 우석환 학생의 효행」. 2009.4.28. 참조, http://www.gocj.net/news/articleView.html?idxno=27393 (검색일자 2012.5.30)

3 『조선일보』.「아버지에게 줄 肝 이식 수술 앞두고 야반도주한 아들」. 2011.3.15. 참조, http://news.chosun.com/site/data/html_dir/2011/03/14/2011031402325.html (검색일자 2012.5.30)

를 만들면 건강한 세포 자체를 치료제로 쓸 수 있다는 것이 '재생의학'의 중요한 부분이다. 사람들은 희망을 가지게 되었다.

5. 줄기세포 사건이 남긴 과제, 난자와 복제

'재생의학'의 핵심은 기능을 하지 못하는 장기의 세포를 건강한 세포로 대체하거나, 병든 세포를 다시 건강하게 만들어 건강을 회복한다는 것에 있다. 그리고 재생의학이 주목받는 이유는 줄기세포로 원하는 세포를 만들어 우리 몸의 병든 부분을 '재생'시킬 수 있다는 희망 때문이다. 우리나라에서도 줄기세포 연구가 활발하게 진행되었는데, 그러던 중 생명윤리에 대한 경각심을 환기시키는 사건이 일어났다. 2006년 국가 과학자로 추앙받던 황우석 박사가 연구윤리 및 생명윤리를 어긴 것이었는데 이는 우리나라뿐 아니라 전 세계적으로도 생명윤리를 더욱 살펴보게 하는 단초가 되었다.

여기에서 우리는 간과할 수 있는 두 가지 정도의 질문을 하게 된다.

첫째, 도대체 '난자'의 지위는 무엇일까? 필자는 윤리를 이야기하는 많은 사람들이 '난자'와 '여성'을 동일시한다는 느낌을 받는다. 생리학적으로 대부분의 '난자'는 일생 동안 여성의 몸으로부터 버려진다. 그럼에도 '난자'를 그토록 우대하는 이유에 대해서는 의학적인 문제로 설명할 수 있다. '난자'를 취득할 때 '과배란super-ovulation'을 유도하는데, 이때 과량의 호르몬이 투여되어 여성의 생리적 상황을 교란하게 된다. 나아가, 과배란된 난자를 취득하기 위하여 프루브를 삽입하게 되는데 이때 술자의 실수 또는 숙련도 정도 등에 따라 부작용을 일으킬 수 있다. 여기서 질문이 생긴다. 만약, 의술이 발전하여 앞의 두 가지 문제가 해결되어, 여성의 건강에 미치는 영향이 최소화된다면 '난자' 채취 및 '난자'는 우리 몸의 부산물 (예: 머리카락, 혈액 등)의 일종으로 취급받게 될까? 그렇지 않다면 특수한 지위를 부여받게 될까? 얼마 전 젊은 여성들이 늦은 나이에 아이를 갖게 될 때를 대비하여 자신의 난자를 보관한다는 가십성

기사[4]를 보았다. 이를 어떻게 받아들여야 할까?

둘째, 소위 '복제cloning'에 대한 질문이다. 현재 나라마다 그 규정은 다르지만 우리나라의 경우 제한된 상황에서 '복제연구'를 허용하고 있으며 이때 매우 까다로운 가이드라인을 따라야 한다. 그리고 '복제인간'을 만들 수 있는 '리프로덕티브 클로닝reproductive cloning'은 엄격히 금지되고 있다. 이 상황 역시 당연한 것일까? 일반적으로 그렇게 생각하는 이유에 대해서 생각해 본 적이 있는가? 이 역시 기술적으로 이러저러한 문제가 있으니 안 된다는 것인가? 필자는 개인적으로 리프로덕티브 클로닝에 반대하지만, 이미 인간이 속한 동물 분류의 많은 포유류가 소위 클로닝cloning하는 데 성공하였다. 이런저런 기술적 문제를 제기하기도 하지만, 결론적으로 이것은 인간이 생명을 더욱더 잘 컨트롤control할 수 있다는 의미이다. 여러분은 어떻게 생각하는가? 만약 지금 제기되고 있는 기술적 문제점들을 거의 해결할 수 있다면? 동의하겠는가? 그렇다면 그 이유는 무엇인가? 동의하지 않는다면? 그 이유는 또 무엇인가?

6. 연구윤리 vs. 생명윤리

지금은 많이 줄어들었지만, 아직도 연구윤리와 생명윤리를 혼동하는 사람들이 많다. 연구윤리의 뜻과 생명윤리의 뜻은 전혀 다르다.

연구윤리는 모든 학문 분야에 적용되는 것이다. 법학자, 인문학자, 고고학자 등 인문 분야의 학문에도, 공학, 자연과학 분야의 학문에도 모두 공통적으로 적용되는 윤리이다. 심지어 연구윤리, 생명윤리를 연구하고 의견을 전문적으로 개진하는 윤리학자들에게도 당연히 적용된다. 2007년 우리나라에서 줄기세포 사건stem cell crisis이 일어난 이후 철학, 윤리학계의 원로들이 마침 '연구윤리위반'에 관한 책을 발표하였는데, 이 책의 일부분은 거의 남의 글을 베낀

4 『조선일보』. 「영하 196도에 '미래'를 보관하는 골드 미스들」. 2012.3.27. 참조, http://news.chosun.com/site/data/html_dir/2012/03/27/2012032700094.html (검색일자 2012.5.30)

것으로 드러나 논란이 된 적이 있다.[5] 당시 이 책의 저자들은 대학 연구진실성위원회Office of Research Intergrity에 넘겨져 학교에서 쫓겨났던가? 그렇지 않다. "책임을 통감하며 저술 활동을 접겠다."[6]라는 저자들의 반성과 함께 사건은 유야무야 시야에서 사라졌다. 윤리학자의 연구윤리는 어떻게 감시되어야 하는가?

반면 생명윤리란 사람을 대상으로 하는 모든 연구와 시술에서 인권이 최우선적으로 보호되어야 한다는 명제를 논의하는 장이다.

7. 헬싱키 선언

1964년 핀란드의 수도 헬싱키에서는 사람을 대상으로 하는 모든 의학적 연구에 대한 윤리적 원리가 발표되었다. 이를 '헬싱키 선언World Medical Association Declaration of Helsinki'이라 한다. 그중 주목해야 할 부분은 6항인데, 우리말로 번역하면 다음과 같다.

> "6. 인체를 이용한 의학연구의 주된 목적은 예방, 진단 및 치료법 향상과 질병의 원인 및 발생 과정에 대한 이해를 증진시키는 데 있다. 잘 알려진 예방, 진단 및 치료법이라 할지라도 그 효과와 효능, 유용성 및 질에 대한 지속적인 연구가 행해져야 한다."

이 내용을 잘 살펴보면, 의사 혹은 의학 관계자가 필요하다고 인정하는 경우 절차를 거치면 웬만한 실험은 다 할 수 있다. 필요한 실험이 있을 경우 절차를 거쳐서 하면 된다는 것으로도 해석된다.

많은 이가 이 헬싱키 선언을 마치 생명윤리의 바이블처럼 여기는 경우가

5 『세계일보』. 「표절 비판한 책도 표절 시비 '탐욕의 과학자들'」. 2007.3.3. 참조, http://www.segye.com/Articles/News/Society/Article.asp?aid=20070302000634&ctg1=01&ctg2=&subctg1=01&subctg2=&cid=0101080100000&dataid=200703022307000501 (검색일자 2012.5.30)

6 『동아일보』. 「표절논란 '탐욕의 과학자들' 회수 - 폐기」. 2007.3.6. 참조, http://news.donga.com/3//20070306/8414349/1 (검색일자 2012.5.30)

있는데, 실제로 헬싱키 선언은 제2차 세계대전 종전 후 열린 뉘른베르크 재판에서 알려진, 마구잡이로 행해졌던 독일군의 극악무도한 생체실험에 대한 경각심이 계기가 된 것으로 알려져 있다.

그렇다면 미국, 영국을 비롯한 승전국에서는 이러한 생체실험들이 전혀 행해지지 않았을까? 승전국이라서 드러나지 않았고, 패전국이라서 드러나게 되지 않았나 하는 의심이 든다. 그리고 생체실험은 임상시험이라는 용어로 다시 태어나 오늘에 이르게 되었다.

과학과 윤리 대결의 역사

생명윤리를 바라보는 시각을 가지기 위해 필요한 것은 윤리라는 책 속의 고정된 지식이 아니라 여러 사람이 소통하는 것 자체이다. 이러한 토론과 자신이 다루게 될 연구의 재료, 혹은 대상이 사람일 경우 진지하게 성찰할 필요가 있다. 역사적으로 벌어진 과학과 윤리의 충돌사건 나아가 비교적 최근의 윤리와 과학적 진보 사이의 논쟁을 살펴보도록 하자. 이를 바탕으로 우리가 연구하는 학문 나아가 생명을 다루는 학문을 하는 이들에게 '윤리'란 어떤 의미로 자리매김해야 할지 생각하고 토론하는 계기가 되었으면 한다.

1. 갈릴레이와 지동설

갈릴레이(Galileo Galilei, 1564~1642)는 17세기, 즉 르네상스가 대두되던 시기의 이탈리아 물리학자, 수학자, 천문학자 겸 철학자다. 신분이 명확하던 이 시기에 갈릴레이가 당시 신학문에 속했던 이 학문들을 어떻게 접하고 연구할 수 있었던 것은 바로 그가 귀족이었기 때문이다. 힘들고 실무적인 일들은 아랫사람들이 했던 것이다. 당시에도 신학문에 조예가 깊은 사람들은 귀족사회뿐 아니라 사회적으로 매우 인기가 있었을 것이고, 어쩌면 신학문은 갈릴레이 삶의 의미 그 자체였을 것이다.

갈릴레이는 자신의 친구가 교황이 되자 자신감을 얻어, 코페르니쿠스(Nicolaus Copernicus, 1473~1543)와 케플러(Johannes Kepler, 1571~1630)의 이론이 근거인 지동설 주장을 담은 『*Dialogue Concerning the Two Chief World Systems*』라는 책을 출판한다. 이 책은 천동설 혹은 지동설을 주장하는 두 사람의 대화록이다. 여기에 심판관 혹은 사회의 역할을 하는 이가 있는데, 바로 갈릴레이 자신을 대변한다. 사회적으로 민감한 질문을 받았을 때 중립을 지키며 합리적으로 보이려고 노력하는 그의 모습은 현대 사회의 지식인과 닮았다. 책의 내용은 대화 혹은 논쟁이지만 책을 다 읽고 나면 누구나 '지동설'이 옳은 것이라고 느끼게 되었다고 한다.

이 책은 매우 인기를 얻게 되어 사람들 사이에서 빠른 속도로 퍼져 나가고 이에 교회권력은 위기감을 느끼게 된다. 기독교 경전에 써 있는 대로, 'the world is firmly established, it cannot be moved,' 'the Lord set the earth on its foundations; it can never be moved,' 'the sun rises and sets and returns to its place'[7][우주의 중심은 하나님이 창조하신 지구이며 천체는 지구를 중심으로 돌고 있다. 지구는 움직일 수 없다. 태양은 아침에 출근(?)해서 저녁에 퇴근(?)한다.]로 알 수 있듯이 당시 사회는 이를 어기는 다른 의견에 대해서는 바로 이단으로 분류했다. 이때의 교회권력은 지금과 많이 다르다. 정치적 · 사회적 권력을 모두 가지고 있었으며 이들이 정한 '윤리'는 사회규범 자체였다. 이를 어긴다는 것은 마치 '천륜'을 어기는 일과도 같았다. 이런 사회 분위기에서 갈릴레이는 나름 머

---

7 *Wikipedia.* "Science and the Bible" 참조, http://en.wikipedia.org/wiki/Science_and_the_Bible (Accessed May 1, 2012)

리를 써서 교회권력과 대립하지 않으면서도 자신의 의견을 보이려고 했던 것 같다. 최고 권력자인 교황이 자기 친구였으니 그럴 만도 하지 않은가?

그러나 사태는 심각하게 돌아가기 시작하여, 갈릴레이는 종교재판에 회부되었다. '아차!' 싶었을 것이다. 감옥에 가는 것은 당연하고 사형도 당할 수 있는 그런 상황이었다. 갈릴레이는 "책 내용이 중립적이다."는 식의 이런저런 변명을 하였으나 통하지 않자 싹싹 빌게 되었고 사형 판결을 받았다. 그러나 나이가 들어 몸이 쇠약하다는 이유로 가택연금에 처해졌고 이후 갈릴레이는 10여 년간 집에서 한 발짝도 나오지 못한 채 갖가지 질병에 시달리다 죽게 된다. 지금 생각하면 말도 안 되는 사건이었지만 그때는 그랬다고 한다.

그렇다면 이렇게 잘못된 재판 결과는 정정되었을까? 그렇다. 정정되었다. 언제일까? 놀라지 마시라! 갈릴레이가 죽은 지 350여 년이 지난 1992년이다. 사과 한마디로 재판 결과는 정정되어 끝났다. 우스개 소리를 사족으로 붙이면, 그 어느 문헌에도 갈릴레이가 "그래도 지구는 돈다."라고 말했다는 내용이 없다고 한다.

2. 루돌프 피르호와 지구 생명체의 근원

19세기 말 현대 병리학의 선구자인 독일 베를린 대학의 교수 루돌프 피르호(Rudolf Virchow, 1821~1902)는 로버트 레마크(Robert Remak, 1815~1865)의 주장을 받아들여 "모든 세포는 이미 존재하는 다른 세포로부터 생긴다Every cell originates from another existing cell like it, Omnis cellula e cellula."는 주장을 공식화한다. 이는 '사람은 어느 누군가로부터 창조되었다'는 서양 세계의 수천 년 된 당시 일반담론을 뒤집는 획기적인 선언이었다. 그러나 당시 그가 윤리를 주창하는 부류로부터 많은 공격을 당했다는 기록은 없다. 이는 피르호가 워낙 유명한 학자였고, 이미 교회권력이 생명체의 근원을 설명할 수 없게 되었기 때문이다.

3. 아! 시험관 아기test tube babe, 너는 사람이니?

20세기에 들어 영국에서는 획기적인 사건이 벌어졌다. 1978년 루이스 브라운Louise Brown이라고 이름 붙여진 세계 최초의 시험관 아기가 태어난 것이다. 의학자인 로버트 에드워즈Robert Edwards와 산부인과 의사인 패트릭 스텝토Patrick Steptoe가 수행간 수십 년간의 공동연구가 거둔 성과였다. 이후 2007년 루이스 브라운이 딸을 자연분만하여 다시 한 번 화제가 되었고 이는 학문적으로 완결성을 가지며, 시험관 아기(체외수정) 즉 IVFin vitro fertilization가 정상적인 다음 세대를 생산할 수 있다는 반증이다. 결국 로버트 에드워즈는 2010년 노벨 생리의학상을 수상하게 된다. (스텝토는 사망하여 수상의 영광을 얻지 못하였다.) 이것이 일반적으로 알려진 시험관 아기에 대한 내용이다.

2010년 현재 전 세계적으로 약 400만 명이 이 기술을 통해 세상에 태어나게 되었다. 아이를 갖지 못하는 부모들이라면 산부인과에서 이 시술을 받는 것이 일반화되어 있다. 그러나, 에드워즈가 연구할 당시에는 실험이 시험관 내에서 성공하여 시술받을 부모를 찾았으나 그 어떤 큰 병원에서도 허락하려 하지 않았다. 기술적인 문제보다 윤리적인 비난에 휩싸이는 것을 원치 않았기 때문이다. 그 어떤 정부기관이나 연구기금도 이들에게 연구비를 주려고 하지도 않았다. 심지어, 스텝토가 그와 연구를 같이 하려 하였을 때 그는 이미 위험한 사람으로 낙인 찍혀 많은 사람들이 공동연구를 만류하였다.

2003년 BBC와의 인터뷰에서 에드워즈는 "우리는 적절한 윤리적 가이드라인을 가지고 있었지만, 그 어떤 병원에서도 환자와 상담하는 것을 허락하지 않았다." "우리는 하늘 아래 모든 것으로부터 욕을 먹었는데, 부도덕하고, 반윤리적이며 비인간적인 놈들이라는 비난을 받았다." 그들은 이러한 비난과 협박에도 굴하지 않고 12년간 100회 이상 시도하였고 결국 시험관 아기가 태어나게 되었다. 얼마나 욕을 먹었을까? 우리나라라면, 연구비조차 10년 이상 끊긴 상황에서는 연구가 진행되지 못하였을 것이다. 이때 윤리를 내세우며 비난을 퍼붓던 지식인들은 어떤 책임을 졌을까? 지지 않았다. 아무도 그 일에 대해 잘못 비난하였다고 하지 않았다.

4. 내 아이를 낳아 준 내 어머니

몇 년 전 이웃 나라 일본에서는 사람들을 놀라게 하는 어떤 사건이 일어났다[8]. 대리모를 법으로 금지하고 있는 일본에서(이 나라는 정말 강력하게 규제한다.), 딸이 자신의 어머니를 대리모로 하여 아이를 갖게 되었다. 친정엄마가 내 아이를 낳은 것이다. 황당하지 않은가? 아이가 할머니의 자궁을 빌려 태어나다니……. 이 여인은 아이를 가지고 싶었으나 자궁이 없었다. 주위 사람들에게 아이를 낳지 못하더라도 커리어 우먼으로 살면서 이에 보상받으라는 조언도 들었다. 그러나 너무도 자신의 아이를 가지고 싶었던 이 여인은 어머니 자궁을 빌려 아이를 낳았다. 이 일은 일본이라는 매우 보수적인 나라에서 대리모로 대신할 수도 없는 상황에서 생겨난 것으로, 이 여인 한 사람만의 경우가 아니었다.

법적으로는 문제되는 것이 없었으나, 여러분이라면 윤리적, 또는 사회 통념적으로 받아들일 수 있을까? 자신 혹은 배우자의 건강 때문에 아이를 낳지 못한다면 이는 자연의 섭리이니 그냥 아이 낳기를 포기하는 것이 정답일까? 그것도 의학적으로 다른 방법이 엄연히 현존하는 상황에서. 대리모의 인권문제로 인한 강력한 대리모 규제가 이렇듯 생각치도 못한 현상으로 나타나 일본 사회를 발칵 뒤집어 놓았던 이 사건이 불거지기 전 일본의 유명한 TV-쇼 진행자는 미국인 대리모를 이용하여 아이를 가졌다는 고백을 하기도 했다. 생명윤리를 지키려다 보니 또 다른 윤리적 문제가 파생되고 있다.

---

8 *Reuters*. "Japan surrogate mums emerge from shadows, ban looms." Mar. 13, 2008. Available from http://www.reuters.com/article/2008/03/13/idUST35655 (Accessed May 1, 2012)

5. 태아의 생명윤리는 소외된 모자보건법

1973년에 제정되어 2009년에 전문 개정된 우리나라의 모자보건법을 살펴보자. 이는 수년 간 사회적 이슈가 되어 온 임신중절수술 즉 '낙태'에 관한 것이다. 형법 269조 270조의 예외규정이라고 할 수 있다. 형법에는 낙태를 한 산모, 시술자에 대해 1년 이하의 징역이나 200만 원 이하의 벌금에 처하는 규정이 있다(형법, 269조). 또한 부녀의 촉탁 및 승낙으로 낙태를 한 경우 2년 이하의 징역에 처한다(형법 270조)는 규정도 있다. 그런데 예외조항이 바로 모자보건법 14조이다. 이 법률조항을 정리해 보면 임신 20주 이내에 부모 중 하나가 유전병, 전염성 질환이 있을 경우, 강간 혹은 근친상간일 경우, 산모의 건강이 위험할 경우 등에 한하여 '임신중절수술'을 할 수 있다는 것이다. 매우 상식적인 법이다. 생각하기도 싫지만 부모 중 한 사람이 유전병이나, 에이즈 등 심각한 전염성 질환을 가지고 있거나, 강간 등 원하지 않은 성관계에서 임신을 하였다고 하면 백 명 중 백 명이 모두 아이를 지울 것이라고 말할 것이다.

그러나, 여기서 생각해 보아야 할 것이 있다. 유전병을 가지고 태어나거나, 전염성 질병을 가지고 있는 아이는 죽어 마땅한가? 강간, 근친상간 등으로 원하지 않는 임신을 한 경우 태어날 아이는 죽어야 할 만큼 유죄인가? 그렇다면 이 사회에서 선천성 질병 혹은 유전적 기형을 가진 장애인은 유죄인가?

법률도 법률이지만 실생활에서는 어떠한가? 도대체 법 제정 후 이 법을 어겼다고 처벌받은 산모가 한 명이라도 있기는 한 것인가? 면허가 취소된 의사가 있는가?

이러한 현실은 사회제도 미비 등 현실적인 문제, 사회가 가진 도덕적 · 윤리적 잣대 등으로 설명이 가능하지만 근본적인 의문은 풀리지 않는다. '태아는 사람인가?' 하는 질문이다. 그렇다면 사람은 언제부터 사람이었을까? 자신이 언제부터 사람이었는지, 기억하는 사람은 나에게 연락하기 바란다.

02 다시 살펴보는 연구윤리

지금까지 생명윤리의 역사적 이슈 몇 가지를 알아보았다. 이에 대한 정답은 없다. 앞으로 쟁점이나 사안에 따라 토론하면서 의사소통을 공유하였으면 하는 바람이다. 다음을 다시 한 번 살펴보자.

1. 자신의 아이를 가지고 싶고, 오래오래 건강하게 살고 싶은 욕망, 이것은 죄인가?

2. 로켓이 달나라를 가고, 대륙 간 미사일들이 개발된 세상이다. 여러분이 갈릴레이라면 어떻게 했을지 생각해 보자. 끝까지 자신의 신념을 굽히지 않을 자신이 있는가? 상황은 좀 다르지만 현재 이 순간에도 이와 비슷한 예가 없다고 말할 수 있을까? 도대체 윤리학자의 윤리는 누가 판단할 수 있는가?

03

동물실험 꼭 필요할까?

노 상 호

03장에서 주로 다루는 내용

의약학 실험연구에서 중시되어 온 동물실험이 과연 연구과정에서 피할 수 없는 절차이며 의미 있는 것인지 비판적으로 접근해 본다.

동물실험은 언제 시작되었나?[1]

우리는 어떠한 자연 또는 사회현상에 대해 예측을 가능하게 해 주는 학문 모델을 과학이라 부른다. 의학도 과학의 영역에 속한다고 한다면 과학적 모델이 제시되어야 한다. 의학연구에서의 과학적 모델이란 동일한 증세, 동일한 질병 원인, 동일한 생물학적 기전 및 동일한 치료에 대한 일관된 반응 등 네 가지 요소를 가진 것을 말한다.

1. 동물실험의 유래

기원전 4세기 히포크라테스(Hippocrates, ?B.C.460~?B.C.377)는 특정 질병이 어떠한 증세로 나타나고 누가 그 병에 잘 걸리는가를 충분히 관찰하면 질병의 진행양상을 예측할 수 있다고 하였다. 중세 이전의 연구에서 동물실험이 시작된 것은 기원후 2세기 즈음으로 이때 로마의 의사인 갈레노스(Galenos, ?129~?199)는 애초 인간을 모델로 한 연구를 시도했으나 시체 해부를 금기시한 로마교회의 반대로 인해 염소, 돼지 및 원숭이 등에 대한 생체 해부를 통해 각종 생리학적 자료를 취득하고 이를 인간의 생체에 대한 관찰과 연결시키려 하였다. 그러나 그는 4체액설을 주장하는 등 많은 오류를 범하였으며 이는 16세기까지 1,500년간 인류에게 '그다지 긍정적이지 않은' 영향을 주게 되었다.

2. 인간으로, 그러나 또다시 배제된 인간

1 제3장의 본문과 관련된 내용을 더 세부적으로 알기 원하면 『탐욕과 오만의 동물실험』(김익현, 안기홍 옮김, 다른 세상, 2005; 원저: C. R. Greek, J. S. Greek. *Sacred Cows and Golden Gees*. London: continum. 2000)과 같은 저자의 후속 저서인 『가면을 쓴 과학동물실험』(윤미연 옮김. 다른 세상, 2006; 원저: C. R. Greek, J. S. Greek. *Specious Science*. London: continum. 2002)을 참고하기 바란다.

안드레아스 베살리우스(Andreas Vesalius, 1514~1564)라는 16세기 벨기에의 의사는 시체를 이용한 해부를 통해 동물과는 상이한 인체의 구조를 밝혀내었으며 18세기 프랑스의 프랑수아 그자비에 비샤(Marie Fran ois Xavier Bichat, 1771~1802) 박사는 정상조직과 병에 걸린 조직의 기능과 구성을 연구할 것을 주장했고, 여기서 조직학과 병리학의 기초가 시작되게 되었다. 19세기 프랑스의 생리학자인 클로드 베르나르(Claude Bernard, 1813~1878)는 '만약 어떤 병이 동물에게서 재현될 수 없다면 그 병은 존재한다고 볼 수 없다'는 명제로 과학자들을 설득하는 데 성공하였다. 그는 실험실이야말로 의학의 진정한 성소라고 기술하면서 동물실험이 임상관찰보다 환자의 치료에 훨씬 더 많은 도움을 줄 수 있다고 공언하면서 다음과 같이 말하였다.

"의사는 병원을 떠나 …… 실험실로 가야 한다. 거기서 그는 동물실험을 통해 약의 작용에 관해서든, 기관과 조직의 섬뜩한 장애의 기원에 관해서든 환자에게서 관찰한 것을 설명할 수 있을 것이다.[2]"

동물실험과 의약품

예일대 의대의 아널드 웰치Arnold D. Welch 박사는 1967년 그의 글에서 "부분적으로 동물과 인간이 나타낼 수 있는 약에 대한 주요 반응의 차이점 때문에, 동물연구로부터 획득한 지식은 인간에게 적합하지 않고, 틀림없이 부적절하

2 C. R. Greek and J. S. Greek. *Sacred Cows and Golden Gees*. London: continum. 2000. 김익현, 안기홍 옮김. 『탐욕과 오만의 동물실험』. 다른 세상, 2005. 41쪽.

며, 종종 오해를 불러일으킬 수 있다[3]."고 하였고 미국에서 출판된 『실험동물학 핸드북』은 "동물실험 결과에 대한 무비판적인 의존은 시바 가이기의 클리오퀴놀 스캔들, 디스트라 프로덕트의 오프렌 재난, 에랄딘 참화와 같은 위험천만한 오해를 불러일으킬 수 있으며 수만 명의 건강과 생명을 해쳐왔다."고 지적하고 있다.[4]

1. 탈리도마이드의 비극

탈리도마이드Thalidomide는 메스꺼움치료를 위해 개발되었던 약물로 진경제, 항히스타민제 및 진정제처럼 1950년대 당시 감기약에 첨가된 일종의 진통제였다. 그러나 탈리도마이드는 이후 팔다리가 극단적으로 짧아 손발이 몸통에 붙어 있거나 아예 없는 '해표지증'(바다표범과 모양이 비슷하다고 하여 붙여진 이름)을 유발하는 기형약물로 규정되게 된다. 1956년 독일의 소아과 의사 비디쿤트 렌츠Widikund Lenz가 탈리도마이드의 기형연관성을 최초로 제기하였으나 동물실험을 통해 아무런 부작용도 발견하지 못한 결과를 근거로 판매가 재개되어 1962년 리콜될 때까지 10,000명 이상의 신생아가 해표지증에 의한 기형으로 태어나게 되었다. 문제 제기 후 동물실험으로 억지로 증명된 것은 인간투여량의 수백 배를 투여한 토끼의 한 품종에서 병이 발생된 것과 10배를 투여한 원숭이에서 기형태아가 출산된 예를 확인한 것뿐이었다. 탈리도마이드의 비극은 대표적인 예일 뿐 많은 약물이 종종 동물에서의 반응과 인체에서의 반응이 다른 까닭에 큰 오류가 생기곤 한다.

---

3 C. R. Greek and J. S. Greek. 김익현, 안기홍 옮김. 앞의 책, 90쪽.

4 P. Svendsen and J. Hau (eds.). *Handbook of Laboratory Animal Science* vol.1. Boca Raton: CRC Press, p.4.

2. 위음성, 위양성

동물실험이 직접적으로 인류에 이바지하였다는 주장은 여전히 받아들여지고 있지만 실제로는 임상실험 이후 이를 동물에서 재현한 경우가 대부분이며 다음과 같이 동물에서 검증된 것이 사람에서 확인되지 않는 경우가 많다. 동물에서 안전력이 검증된 약물이 실제 임상실험에서 인간을 위협하는 경우를 '위음성'이라고 하는데, 앞서 언급한 탈리도마이드 외에 DES(합성에스트로젠), 프로신트(관절염치료제) 등이 그 대표적인 예이다. 이와는 정반대로 동물에게서는 별 효과가 없거나 부작용이 나타났으나 인간에게는 부작용 없이 그 약물로부터 적절한 약효를 취득한 것이 입증된 경우를 '위양성'이라고 하는데 대표적으로 페니실린, 아스피린, 코르티코스테로이드, 불소, 엽산 등이 이에 해당된다. 그중에서 엽산의 사례를 보면 인간의 신경관 결손증을 예방하는 효과가 있으나 마우스 신경관결손 모델에서 마우스 태아는 모체의 엽산 섭취에 반응을 보이지 않는다. 미국의 초임부 3분의 2가 엽산의 중요성에 대하여 듣지 못했다고 하였는데, 이미 임상에서 확인된 이러한 사실을 실험동물을 이용하여 억지로 이를 재현하려고 노력하는 대신에 그 기금을 엽산에 대한 교육자료를 만들고 어린 초임 임산부들을 교육하는 데 썼다면 대부분의 신경관 결손증은 예방할 수 있었을 것이다.

3. 의약품 개발과 동물실험

신약 개발은 일반적으로 ① 자연에서 신물질을 발견하거나 ② 기존 약물과 다른 치료상의 가치를 탐색하거나 ③ 유사 약물의 화학구조를 조정하여 적용하거나 ④ 원하는 약효에 근거한 신약설계 등 네 가지 방법에 의해 이뤄진다. 이 과정에서 필요한 것은 임상시험이며 동물실험이 아니다. 약물의 임상시험을 단축시키기 위한 목적으로 행해지는 동물실험은 과학적이지 않다. 환자에게 나타나는 부작용을 식별할 수 있는 가장 좋은 방법은 시판 후 조사Postmarket study, PMS이다. 연구자들은 사람을 우리에 가두고 아프거나 죽을 때까지 주사를 놓으며 관찰할 수 없다. 임상실험에서 중요한 것은 환자든 의사든 약물에 대한 반응을 보고하는 임상연구자에 대한 신뢰다. 사람은 생화학적으로 뚱뚱하고 근친교배되었으며 암에 잘 걸리는 설치류가 아니기 때문이다.[5]

과학자와 기업가의 윤리의식

동물실험은 인간의 건강보다는 경제에 더 큰 도움을 주는 경향을 보이기도 한다. 또 때때로 동물실험은 과학적인 이유보다는 법률적인 이유들 때문에 수행되기도 한다. 많은 제약회사가 약품 판매를 법적으로 보장받기 위한 은신처로 여기기 때문이다.

1. 새로운 패러다임을 찾아서

현재 우리는 뉴턴(Sir Isaac Newton, 1642~1727)의 물리학이 많은 자연현상을 설명할 수 있음을 알고 있지만 그렇지 않은 부분에 대해서는 아인슈타인(Albert Einstein, 1879~1955) 이후의 현대물리학의 설명을 받아들인다.

과거 탄광촌에서는 일산화탄소량을 측정하는 방법으로 카나리아를 이용했다. 새를 갱도에 넣어 일정 시간 후 살아서 날아오면 사람이 들어가도 되는 것으로, 아니면 위험한 것으로 판단하였다. 그러나 현대에는 일산화탄소 측정기를 이용한다. 의학연구도 마찬가지로 과거에는 인간과 유사한 유기체인 동물연구를 통해 어느 정도 인류가 필요한 지식을 얻을 수 있었지만 현재는 분

5 P.H. Abelson. "Diet and cancer in human and rodents." *Science* 255:141, 1992.

자 및 세포수준의 연구, 줄기세포, 컴퓨터 모델링, 역학, 임상관찰 및 부검 등을 통하여 이러한 지식을 충분히 얻을 수 있다.

동물실험은 때때로 과학적인 이유보다는 법률적인 이유들 때문에 행해지는데, 많은 제약회사가 동물실험이라는 통과의례를 판매를 법적으로 보장받는 안전한 은신처로 여기기 때문이다. 약물을 출시하기 전 테스트하는 방법 가운데 인간에게 적용하기 전 전임상연구라는 이름으로 동물실험을 거치게 되어 있는데 이것이 실제 임상연구보다 중요시되고 있는 것이 오늘의 현실이다. 또한 대학이나 연구소에서는 채택률 15퍼센트 이하인(미국 NIH 연구비 기준) 의학 분야의 연구비 확보 및 승진, 정년 보장 등을 위한 논문 발표에 손쉽고 빠르게 접근 가능한 방법의 하나가 동물실험이다. 혹자는 "쥐는 약물이 들어가면 논문을 토해내는 동물이다."[6]라고도 하였다.

2. 동물실험과 관련된 이익집단

동물실험은 인간의 건강보다는 경제에 더 큰 도움을 주는 것 같다. 동물실험에서 이득을 얻을 수 있는 사람은 과학자 이외에 동물생산업체, 동물사육설비업체, 동물용 전문수술장비와 동물조직 및 세포판매업체, 각종 현미경 및 미세수술장비 공급업체, 질환모델동물 개발업체, 동물사료공급업체 등이다. 또 정부기관이나 환경을 오염시키는 회사들이 위험요소를 덮어버리길 원할 때 항상 동물 실험자료를 제시하곤 한다. 유명한 담배회사인 필립모리스는 1975년 자사 캠페인에서 흡연은 인간의 공격적인 성향을 약화시킨다는 문구를 대대적으로 홍보하였는데 내용은 다음과 같다. "생쥐를 공격하는 고양이의 포악한 성향에 니코틴이 미친 영향을 연구하는 과정에서 이를 확인하였다." 이것이 현대사회에서의 기업의 기본적인 윤리의식이다.

---

6 박병상. 「동물실험, 그 신화 벗기기」. 『사이언스 타임즈』. 2010.12.14. 참조, http://www.sciencetimes.co.kr/article.do?todo=view&atidx=0000046864 (검색일자 2012.6.1)

동물모델에 의한 질병별 의학진보 장애

유명한 의학저널인 『란셋*The Lancet*』에서는 1952년에 이미 "원숭이에게는 아무것도 아닌 것이 사람에서는 강력한 발암물질인 경우가 있다. 따라서 동물실험에 기초한 결론을 섣불리 사람에게 적용하는 것을 경고해야 한다."[7]고 한 바 있다.

1. 암

발암물질은 대부분 역학연구를 통하여 발견되었는데 비소(피부암), 타르(음낭암), 방사선(태아의 발암위험), 석면(폐암과 중피종), 크롬, 벤젠 등이 대표적이다. 석면의 경우 1907년 임상연구를 통해 발암물질 가능성이 제기되었으나 반복되는 동물실험에서 발암의 근거를 찾지 못하였고, 이것은 석면제조업체의 로비근거가 되었으며 1986년이 되어서야 역학모델의 증거를 바탕으로 사용금지가 결정되었다. 인체에서 암을 일으키지 않는 것으로 알려진 스무 개의 화합물 중 열아홉 개가 동물에서는 암을 유발하였으며[8] 사람에서 구강암을 유발하는 것으로 알려진 열아홉 개의 화합물 가운데 단 일곱 개만이 마우스와 랫드에서 암을 유발하였다[9]. 앞서 제시된 결과의 확률은 동전 던지기만도 못한 것으로, 이러한 접근은 그만두는 것이 좋다.

---

7 *The Lancet*. Aug 9, 1952, p.274.

8 F. K. Ennever, T. J. Noonan, H. S. Rosenkranz. "The predictivity of animal bioassays and short-term genotoxicity tests for carcinogenicity and non-carcinogenicity to humans." *Mutagenesis*. Mar 1987; 2(2):73-8.

9 D. S. Salsburg. "The lifetime feeding study in mice and rats-an examination of its validity as a bioassay for human carcinogens." *Fund Appl Toxicol* Jan/Feb 1983; 3(1):63-7.

2. 심혈관계 질환

인간은 관상동맥질환에 걸리는 유일한 종이다. 동맥경화 관련 실험동물 연구는 질병치료의 진행을 진척시키기보다는 오히려 방해해 왔다. 자연환경 아래에서 대부분의 동물은 심혈관 질환을 겪지 않는다. 관상동맥질환 연구에 일반적으로 이용되는 토끼의 경우 인위적으로 유발시킨 플라크는 사람처럼 궤양을 형성하거나 혈류를 차단하지는 않는다. 아스피린의 경우 사람에서는 혈소판 응집저해를 통해 심장질환의 위험률을 감소시키는 작용을 보이나 동물에서는 출산장애, 혈액이상 등만 유발할 뿐이며 류코트리엔은 기니피그에서는 혈관을 수축시키는 작용을 보이나 사람과 돼지에서는 혈관을 확장시킨다. 대부분의 심혈관계 질환의 동물실험은 유용성이 없음에도, 인간에서의 효과나 부작용을 확인한 후 이를 무리하게 동물에서 재현하려는 시도가 그럴듯하게 논문 또는 광고에 이용되는 실정이다.

3. 에이즈AIDS

동물은 에이즈에 걸리지 않으며 동물모델에서 유도한 유사질병도 근본적으로 에이즈와는 매우 다르다. 영장류에 HIV(인체면역결핍 바이러스)를 강제로 감염시켜도 감기 정도의 증상만 보인다. 영화 〈아웃브레이크〉에서 나타났듯이 우리는 에이즈를 통해 어느 한 종에서 온순한 바이러스가 다른 종에서는 치명적인 암살자가 될 수 있음을 배워야 한다. 에이즈연구의 선도자인 마크 페인버그Mark Feinberg 박사는 다음과 같이 말하였다.

"원숭이에게 무엇이 좋은 백신인가 테스트해 보았는가? 원숭이에게 어떤 물질이 효과가 있는가를 발견하는 데는 5~6년의 기간이 필요하고 그 후에야 그것이 인간에게도 효과가 있는가를 테스트해 볼 수 있다. 그때서야 당신은 인간이 원숭이와는 전혀 다른 반응을 보인다는 사실을 깨닫는 데 5년의 시간이 허비되었음을 깨닫게 될 것이다."[10]

4. 외과의학

근본적으로 동물과 사람은 해부학적 구조 및 크기가 매우 다르므로 해부학 지식이 중요한 외과의학에서 동물실험은 큰 도움을 주지 못한다. 특히 동물은 말을 하지 못하는 존재이므로 수술 전후의 정보수집에 도움을 줄 수 없다. 역사적으로 동물실험은 외과의학에서 필수적인 요소인 무균수술의 절박한 필요성을 인식하지 못하게 만들었다. 동물의 경우 세균감염의 위험이 있는 수술을 받은 후에도 병에 걸리지 않는 경우가 많았기 때문인데 생활환경이 다른 사람과 동물은 주위 세균에 대한 저항력에서도 차이가 있을 수밖에 없다.

동물실험은 또한 마취제의 선택에도 혼란을 가져왔는데 국소마취제건 전신마취제건 마취제가 뇌의 해석을 방해하는 정도에서 나타나는 사람과 동물 간 차이는 20퍼센트를 넘지 않는다. 그러나 간 독성을 포함하여 그 외의 기관 및 장기에 미치는 영향은 때로 치명적임이 밝혀졌다.

반면 시체부검과 첨단장비의 발전은 수술집도의가 외과수술 여부를 판단하고 정밀한 수술을 하는 데 크게 공헌하고 있는데, 충수염은 시체부검을 통해 외과적 절제를 이용한 해결책이 발견된 대표적인 경우이다. 현대에는 각종 기기의 발달로 말미암아 현미경, 레이저, 초음파, 냉동절제기법, 내시경, 컴퓨터단층촬영CT, 자기공명단층촬영MRI, 양전자단층촬영PET 등의 기법을 통해 인체를 직접 관찰하여 수술 여부를 판단한다.

5. 소아의학

앞서 언급한 탈리도마이드나 엽산 이외에도 소아의 선천적 결함을 예방하기 위해서는 무엇보다 역학연구 및 산전 모성관리가 중요하다. 현대 서구사

---

10 C. R. Greek and J. S. Greek. 김익현, 안기홍 옮김. 앞의 책, 302쪽.

회에서는 주로 담배, 코카인, 알코올중독 등의 예방이 중요하게 여겨지고 있다. 자궁 내에서의 니코틴에 대한 노출은 태아의 성장지연과 조산을 초래하게 되는데, 이는 이미 오래전에 역학연구를 통하여 밝혀진 바 있다. 그러나 그 이후 임신한 마우스 케이지에 담배연기를 과량 펌프로 억지로 주입하여 니코틴의 영향을 알아보는 실험들이 수행되었는데, 이러한 실험들이 실제 인간의 건강에 어떠한 의미가 있을까?

6. 뇌질환

정신적인 질환은 동물에서 재현하기 어렵다. 어떤 동물 종이라도 감정의 신체적 표현들은 여러 가지 병변을 암시할 수 있으나 동물들에게는 언어가 없기 때문에 우리는 동물들이 느끼는 정신적 고통의 원천과 그 정도에 대해 단지 추측할 수 있을 뿐이고 결론을 끌어내지 못한다. 형질전환동물모델을 통하여 치매, 간질과 같은 증상을 재현, 치료제 및 치료법 개발에 적용하려고 한 시도들은 대부분 실패하였다. 간질 등 뇌 손상질환 치료에 기여한 세 가지는 뇌영상기술, 분자유전학, 생체기형탐지기술 등이다.

7. 이종이식

장기부족이라는 대명제 앞에서 면역거부반응을 없앤 동물의 장기를 사람에 이식하는 이종이식은 일반 시민사회에서는 막연한 기대와 우려를 동시에 갖게 한다. 우리는 지금껏 미래의 전염병을 예방할 만한 지식을 거의 갖추지 못했다.

지금 당장 우리에게 필요한 것은 그나마 있는 지식이라도 제대로 활용하는 지혜이다. 이종이식 시 투여되는 강력한 면역억제요법은 인간을 에이즈환자처럼 만들 수 있다. 또한 사람이라는 낯선 환경에 들어온 동물장기 내의 바이러스를 비롯한 미생물들은 인체 내에서 얼마든지 변형될 수 있다. 관련 학자들은 돼지에 존재하는 PERV라는 바이러스만 제거하면 인체에 무해할 것이라고 주장하지만 우리가 모르는 다른 무한한 바이러스는 어떻게 할 것인가? 장기부족을 해소하는 근본적인 해결을 위해서는 이종이식보다는 사후 장기제공에 대한 인식전환, 전 국민의 면역타입에 대한 데이터베이스화 등에 대해 투자하는 것이 훨씬 인류에 이로울 것이다.

인간이 모델이다

질병연구의 정확한 재료는 병든 사람이다. 병든 사람을 관찰하고 연구하는 임상연구 특히 역학연구 및 출하 후 약물감독PMS을 통해 예상하지 못했던 약물의 유용성을 발견하거나 신약의 부정적 반응을 조기에 발견할 수 있다.

그 밖에 인간세포의 체외배양을 통한 실험, 배아 및 성체줄기세포를 활용한 연구, 수학적 모델링을 통한 신물질 디자인, 컴퓨터모델 뇌세포 활용, 각종 진단영상기기의 활용 등 첨단의학기법을 활용한 연구도, 동물실험을 배제한 채, 의학발전에 충분히 기여하고 있다.

이외에 기초적인 생물학적 현상은 초파리 등의 하등동물을 이용하거나 유전체학 등의 학문을 통하여 충분히 해석이 가능하므로 굳이 포유동물을 이용한 실험은 필요하지 않다. 유럽연합은 2009년 3월 11일 이후부터 OECD가 검증한 유효한 대체법이 존재할 경우 동물실험에 의해 테스트된 내용물이 함유된 화장품에 대한 판매를 금지시켰다. 우리나라에서도 인간을 위해 사역한 동물(경찰견, 마약탐지견, 안내견 등)의 경우 이들이 사역에서 퇴역한 다음 다른 동물실험 및 사역에 사용하지 못하도록 법제화하였다. 이러한 사회적 환경변화에 과학자들이 먼저 민감하게 반응하는 것이 중요하다. 이제 시작이다.

03 다시 살펴보는 연구윤리

1. 동물실험은 과학적인가? 윤리적 동물실험이란 존재하는가?

2. 동물실험에서 적용되는 윤리란 동물에 대한 윤리인가, 사람에 대한 윤리인가?

3. 우리나라를 비롯한 각국의 동물실험 가이드라인에서 윤리적 연구에 관한 부분은 어느 정도로 제시되어 있는지 조사해 본다.

04

윤리적인 연구계획서 작성 방법

배 광 학

04장에서 주로 다루는 내용

연구계획서를 작성할 때 고려되어야 할 윤리적 문제를 살펴보고, 연구윤리적 측면에서의 연구계획서 작성 방법을 검토한다.

연구계획서 작성에서 고려할 윤리적 원칙

제2차 세계대전이라는 특수한 상황 중 독일 나치군에 의하여 저질러진 잔인한 생체실험을 수행한 연구자들을 처벌하기 위하여 열린 뉘른베르크 전범재판(1946~1947년)의 재판부는 전범들에 대한 법적 판결과 함께 이러한 범죄의 재발 방지를 위해 뉘른베르크 강령이라 불리는 10대 조항을 발표하였고, 세계의사회는 1964년 이를 보다 전문적으로 발전시킨 헬싱키 선언을 채택하였다. (부록의 '뉘른베르크 강령' 및 '헬싱키 선언' 참조)

헬싱키 선언은 최근까지 개정을 거듭해 왔으며, 인체의 일부 혹은 전부를 대상으로 연구를 수행하는 전 세계 연구자들의 연구윤리에 대한 기본 지침이 되고 있다. 또한 최근에는 유전자 연구나 동물실험에 대해서도 이러한 지침의 제정이 광범위한 동의 속에 이루어지고 있다.

이러한 역사적 맥락 속에 형성 발전되어 온 연구윤리지침들로부터 도출할 수 있는 연구계획서 작성 시 고려되어야 할 원칙은 다음과 같이 정리될 수 있다.

1. 연구 가치의 우월성

연구 가치의 우월성 원칙은 좁은 의미에서는 "피험자가 겪게 되는 직접적 위해의 정도보다 피험자가 속해 있는 집단 혹은 사회가 얻게 되는 인도적 가치가 월등히 더 큰 연구이어야 한다."로 기술될 수 있으나, 넓은 의미로는 "피험자가 겪게 되는 직접적 위해뿐 아니라, 기회비용적인 측면까지 고려하여, 인류가 문화적 · 환경적 · 사회적 · 정치적 측면에서 겪게 되는 간접적이고 장기적인 위해의 정도보다 피험자가 속해 있는 집단 혹은 사회가 얻게 되는 인도적 가치가 월등히 더 큰 연구이어야 한다."로 정리할 수 있다.

2. 피험자 위해의 최소화

피험자 위해의 최소화 원칙은 아무리 가치 있는 연구라 하더라도 피험자의 비가역적 손상(장애, 사망 등)이 예견되는 경우에는 시행될 수 없으며, 연구자의 숙련도와 전문성, 우수하고 충분한 연구기자재, 가장 효율적이고 타당한 연구 방법의 적용 등 피험자의 수, 피험자가 겪게 되는 위험의 크기와 노출 기간을 최소화하기 위한 노력이 이루어져야 함을 의미한다.

3. 충분한 정보 제공에 근거한 피험자의 자발성

대상자에게 실험에 관한 충분한 정보를 제공함으로써, 실험대상자 모집의 어려움이나 중도 탈락의 증가, 연구 결과에 영향을 미칠 수 있는 편의bias의 발생 등 연구 수행과정에서는 여러 가지 난점이 있을 수 있으나, 대상자에 대한 충분한 정보제공은 대체될 수 없는 필수적인 원칙이다. 피험자의 자발성은 실험에 참여하기 위한 동의의 절차뿐 아니라, 실험 중에 발생할 수 있는 실험 중단 의사의 표명에 있어서도 철저히 존중되어야 하고, 의사와 환자의 관계 등 이해관계가 피험자의 자발성을 침해하여서는 안 되며, 이를 보장할 수 있는 적절한 조치도 취하여져야 한다.

4. 피험자 정보의 보호

사생활 보호를 위하여 피험자의 식별 정보는 가능한 한 암호화하거나 익명화하여 저장하고, 피험자의 정보는 해당 연구 목적으로만 활용한 후 연구가 종료되면 일정 기간 내에 폐기한다.

5. 연구계획과 수행 및 결과의 공개(공적 감시의 원칙)

연구계획은 각 기관의 연구윤리심의위원회 혹은 그에 준하는 단체나 조직의 검토와 승인을 거쳐야 하며, 그 수행과정과 결과에 대한 모니터링이 이루어져야 하고, 연구 결과 밝혀진 모든 정보는 가능한 한 논문의 형태로 발표되어야 하며, 이 과정에 논문의 정확성과 윤리성에 대한 전문가 검토가 이루어져야 한다. 이러한 논문 발표를 통하여, 중복되거나 불필요한 연구의 진행을 방지할 수 있고, 피험자의 위해를 최소화할 수 있는 조치를 촉진할 수 있다.

6. 실험동물의 학대 금지

실험동물의 사육과 실험과정에 동물의 복지가 가능한 한 고려될 수 있도록 하며, 동물의 희생이 불필요하게 커지지 않도록 하고, 실험 종료 후 실험동물을 희생시킬 필요가 있을 때는 고통을 최소화할 수 있는 방법을 사용한다.

연구윤리 측면을 고려한 연구계획서 작성

연구계획서는 연구의 배경, 중요성, 목적, 대상, 절차, 변수, 자료 분석 등에 대하여 세부적으로 기술된 문서로서, 연구자가 과학적 타당성에 입각하여 가장 효율적으로 연구과제를 추진할 수 있도록 하여 주는 지침이다. 연구자는 연구계획서의 작성 과정에 연구윤리 측면을 미리 검토함으로써, 연구과정에서 피험자와 연구자 간에 발생할 수 있는 분쟁을 방지하여 연구의 효율적 추진을 도모할 수 있으며, 연구 결과의 심사 과정에서 지적될 수 있는 윤리적 문제에 대한 방어 근거를 확보할 수 있다. 연구자들은 연구계획서 작성 시 윤리적 측면을 가장 중요한 요소 중 하나로 고려하여야 한다.

1. 연구의 배경과 중요성

먼저 기존 연구 문헌들을 시대적 순서와 내용적 맥락에 따라 기술함으로써, 저자의 연구가 중복적이거나 불필요하지 않을 뿐 아니라, 해당 연구 분야의 과학적 진보에 가치 있는 기여를 할 수 있는 중요한 연구임을 제시한다. 기존 문헌을 체계적으로 정리하기 위해서는 충분한 데이터베이스의 확보와 적절한 검색어 활용 등을 통하여 지적 완전성을 구현하여야 하며, 자의적인 왜곡이나 비자의적인 오류를 방지하지 위해서는 저자의 정직성과 정확성이 요구된다. 특히, 이 항목은 연구계획서 작성 시 고려되어야 할 원칙 중 연구 가치의 우월성과 피험자 위해의 최소화를 위하여 반드시 체계적으로 기술되어야 하는 부분이다.

예시 4-1

일반적인 논문의 검색 과정 사례

치주염과 조산의 연관성에 대한 기존문헌을 검토하기 위하여, Pubmed database에서, 1980년부터 2009년까지 발행된 논문 중 'preterm birth,' 'low birth weight,' 'periodontal disease'라는 키워드를 선정하여 검색하였다.

2. 연구 목적(주제)에 대한 기술

실제 연구계획서 작성에서는 일반적으로, 개략적인 연구 목적(주제)을 먼저 세운 후, 연구의 배경과 중요성을 정리하고, 최종적으로 구체적인 연구 목적을 기술하는 과정을 거치게 된다.

예시 4-2

연구 목적의 설정

인조구강모형을 개발하기 위하여(개략적 연구 목적), 기존 문헌 검토를 통하여 이전 실험모형에 대한 장단점과 인조구강모형개발에 대한 중요성을 정리하고, 최종적으로 SBT-인조구강모형의 타당성을 확립하고(1번 연구 목적), 이를 통한 우식예방제 후보물질의 효과를 스크리닝하고자 하는(2번 연구 목적) 세부목표를 정하였다.

좋은 연구 주제를 도출하기 위해서는 문헌 검토와 다른 연구자의 조언을 얻는 과정이 필요하며, 이 과정에서 연구자는 호기심과 회의적 태도를 견지하면서 상상력과 창의력을 발휘하도록 한다. 역사적으로 볼 때도 DNA 이중나선 구조나 벤젠의 구조식 등은 순간적인 착상에서 비롯된 것이라 할 수 있다. 연구자는 이러한 착상이 떠오르는 순간을 놓치지 않도록 평소에 항상 메모하는 습관을 가질 필요가 있다.

좋은 연구 주제는 일반적으로 'FINER'라 불리는 요건을 충족하게 되는데, FINER는 실행가능성Feasible, 흥미Interesting, 독창성Novel, 윤리성Ethical, 관련성Relevant의 다섯 요건을 말한다. 이 중, 실행가능성은 연구에 투자할 수 있는 재정과 시간에 맞는 대상자 수와 연구 방법 및 연구 범위를 정하여야 한다는 의미이고, 관련성은 지식, 응용, 추후연구의 세 가지 측면에서 연계성이 있어야 한다는 의미이다. 실제로 『*Journal of Clinical Periodontology*』 등 일부 저널에서는 임상적 관련성Clinical Relevance 기술을 논문 투고의 필수 요소로 제시한다. 윤리성의 경우, 실질적으로는 기관연구윤리심의위원회의 승인 가능 여부를 판단 기준으로 한다. 마지막으로, 구체적인 연구 목적을 연구계획서에 기술할 때는, 하나의 연구 목적에는 하나의 가설만이 포함되도록 하는 단순성과 과학적으로 명확하게 정의된 용어를 사용하여 대상(실험군, 대조군)과 변인(독립, 종속)을 명확히 기술하도록 하는 구체성을 고려하여야 한다.

예시 4-3

단순 명확하게 기술한 대상과 변인

보호자의 구강건강지식수준(독립 변인)이 6세 아동(대상)의 1년간 치아우식증 발생(종속 변인)에 미치는 영향을 규명하고자 한다.

3. 연구 설계란?

연구 설계는 연구 목적에 맞는 결과를 얻기 위하여 적절히 선정된 연구 대상과 방법으로 구성되는 연구의 구조를 말하는데, 크게 실험 설계와 관찰연구 설계 및 체계적 종설로 구분할 수 있다. 이 중 실험 설계는 실험실에서 모든 과정이 이루어지는 인 비트로In vitro 연구, 인체 내 실험 과정과 실험실 실험 과정이 함께 포함되는 인 시투In situ와 엑스 비보Ex vivo 연구, 모든 실험 과정이 인체를 대상으로 하는 임상실험In vivo 연구로 분류되고, 관찰연구는 단면연구와 코호트 연구 및 환자 대조군 연구로 구분될 수 있다. 이러한 연구 설계 중 윤리적 고려가 필수적으로 요구되는 연구 설계는 인 비트로 연구를 제외한 사람을 대상으로 하는 실험 설계와 관찰연구로 구분할 수 있다.

특히, 연구윤리가 엄격히 적용되는 임상실험연구는 예방, 진단, 치료, 재활 등의 실험대상이 되는 새로운 개입방법intervention method이 적용되는 실험군과 확률적 혹은 비확률적 배정에 따라 구성되어 위약이나 기존 개입방법이 적용되는 대조군으로 구분되는데, 대표적인 방법에 그림 4-1의 확률적 배정에 의한 대조실험Randomized controlled trial과 그림 4-2의 확률적 배정에 의한 교차실험Randomized cross-over trial이 있다.

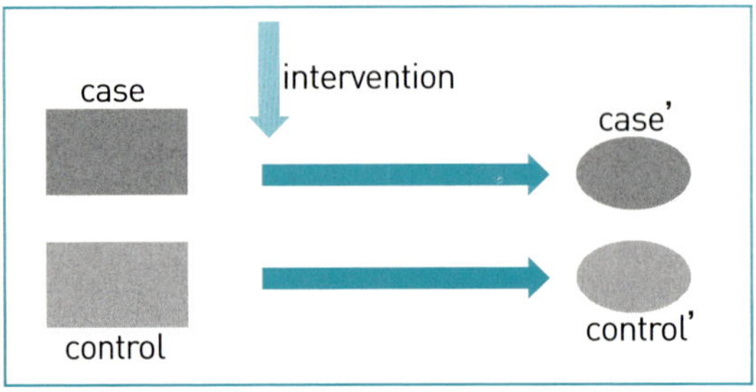

그림 4-1 **확률적 배정에 의한 대조실험 설계**

새롭게 개발한 양치액이 구취를 억제시킬 수 있는지 확인하기 위하여, 36명의 대상자를 18명씩 확률적 배정에 의하여 두 군으로 나눈 뒤 실험군에서는 실험 양치액을, 대조군에서는 실험 양치액과 맛, 향, 색이 동일한 대조양치액을 일주일 동안 사용하도록 한 후, 구취 감소량을 측정 비교하였다.

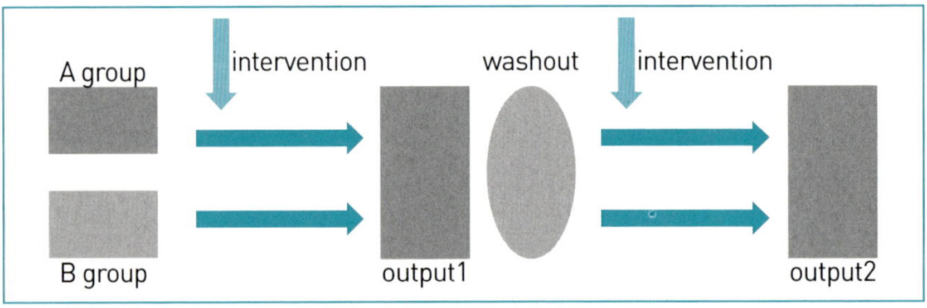

그림 4-2 **확률적 배정에 의한 교차실험 설계**

새롭게 개발한 양치액이 구취를 억제시킬 수 있는지 확인하기 위하여, 12명의 대상자에게 동일한 잇솔과 세치제를 나누어 주고 일주일 동안 사용하도록 한 후, 그다음 일주일 동안 6명은 새로 개발한 양치액을 사용하도록 하고, 나머지 6명은 개발한 양치액과 맛, 향, 색이 동일한 대조양치액을 사용하도록 하였다. 그 후, 일주일 동안 동일한 잇솔과 세치제로 잇솔질하도록 하고(회귀기간 washout), 다음 일주일 동안은 실험양치액군과 대조양치액군을 맞바꾸어 동일한 양치액을 사용하도록 하였다.

임상실험 설계에서는 새로운 개입을 시행하여야 한다. 그러므로 윤리적 원칙이 가장 엄격하게 적용되어야 하며, 병원연구윤리심의위원회의 까다로운 승인 절차와 한국식품의약품안전청의 감사를 받게 된다. 실험 참여 결정과 지속적 참여 여부 판단에 있어, 충분한 정보 제공에 근거한 피험자의 자발적 동의가 필수적이다. 피험자의 위해를 최소화하기 위하여, 표본 수 추정, 개입 및 측정 방법의 결정, 연구자의 숙련도와 전문성, 연구기자재 확보 등에 대한 세밀한 검토가 요구된다.

간식품에 의한 치아탈회실험에서의 임상실험 설계

간식품에 의한 치아탈회실험 대상자들에게 임상실험이 진행되는 동안의 과정, 시행방법 및 위해 정도에 대하여 구체적으로 설명하고 동의를 얻었으며, 치면에 아주 작은 양의 탈회라도 방지하기 위하여 매주기 임상실험이 종료되는 시점마다 불소도포를 시행하였고, 초기탈회 정도를 매일 측정하여 비가역적 탈회 발생 시 대상자에서 제외시키며, 참여 연구원들은 탈회 측정 훈련을 받도록 하고, 예비 연구를 통하여 경험을 축적하도록 하였다.

관찰연구는 인위적 개입 없이 특정 인구집단을 대상으로 질병의 위험 요인 등의 노출과 질병발생 등의 결과 요인 간 관련성을 규명하기 위한 연구다. 임상실험연구에 비하여 과학적 근거로서의 가치는 일반적으로 다소 낮게 평가되고 있으나, 질병의 원인론과 같이 연구윤리 측면 혹은 비용적 측면으로 인한 임상실험연구의 적용이 불가능한 분야에서는 관찰연구가 유일한 대안일 수밖에 없다.

관찰연구에는 우선 인구센서스나 여론조사같이 특정 시기에 대상자로부터 연구 목적에 부합되는 정보를 수집하는 단면연구Cross-sectional study가 있고, 발생률이 매우 낮아 코호트 연구 설계를 적용할 수 없는 암과 같은 질환에서 인과적 연관성을 파악하고자 환자군과 성별, 연령 등의 매칭 변수를 통하여 짝지은 대조군을 대상으로 정보를 수집하는 환자 대조군 연구Case control study가 있으며, 어떤 인구집단을 대상으로 위험요인의 노출 여부에 따른 질병발생 등의 결과 변수를 전향적 혹은 후향적으로 추적 조사하는 코호트 연구Cohort study로 구분할 수 있는데, 그 개략적인 개념은 그림 4-3~5와 같이 제시될 수 있다.

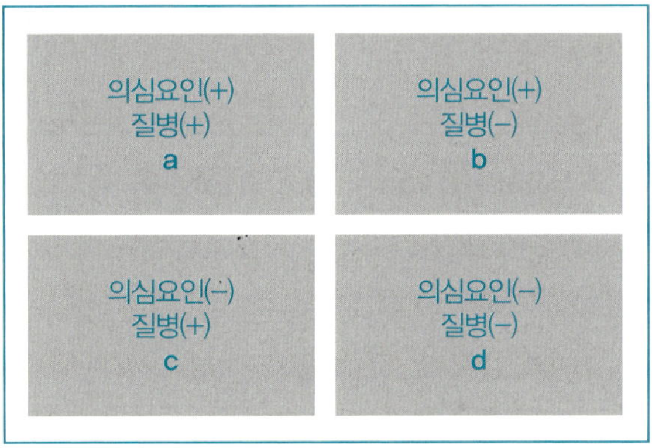

그림 4-3 단면연구 모식도

국민건강실태 조사 자료에서 치주병 발생의심요인인 흡연 여부와 치주병 유병 여부에 대한 교차비(승산비)를 구하는(ad/bc) 모식도.

관찰연구는 설문조사나 구강검진을 통해서 이루어지므로, 침습적인 개입에 의하여 연구대상자에게 심각한 위해가 발생할 가능성은 거의 없다. 그러나 조사 과정에서 대상자의 인권과 사생활에 대한 침해가 발생할 수 있고, 일부 조사의 경우 혐오감이나 감염의 위험을 야기할 수 있으므로, 기관연구윤리심의위원회의 승인 대상이 된다. 또한, 관찰연구를 통하여 확보된 개인 정보도 피험자 정보 보호의 원칙에 의거하여 저장 활용 폐기되어야 한다.

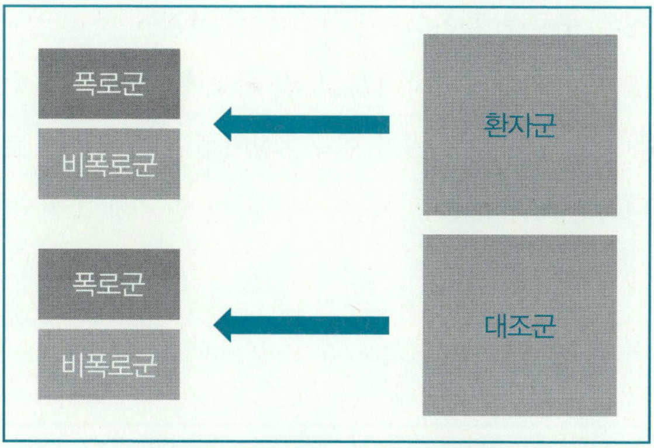

그림 4-4 환자 대조군 연구 모식도

조산과 치주병의 연관성을 분석하기 위하여 조산 산모(환자군)와 만산 산모(대조군)의 치주병 유병 여부 및 관련요인에 대한 설문조사를 시행하는 모식도.

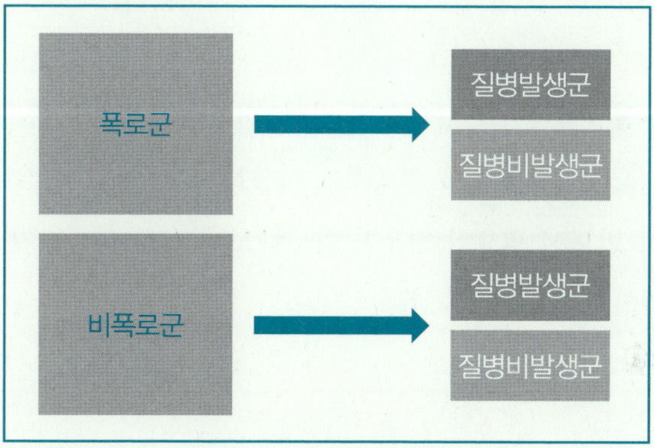

그림 4-5 코호트 연구 모식도

암과 치주병의 연관성을 분석하기 위하여 첫해에 50대 성인 남녀 20,000명에 대한 치주병 유병 여부를 조사하고 이후 10년간 암 발생 여부를 추적 조사하는 모식도.

4. 연구대상과 연구대상자 선정

연구대상자를 선정할 때는 연구 목적에 적합하고Relevancy, 연구 추론을 적용하고자 하는 인구집단을 대표할 수 있으며Representativeness, 가능한 한 최소 비용과 노력을 통해 효율적으로 접근할 수 있는Efficiency 대상자를 선정해야 한다. 특히 대표성의 부분은 표본으로부터 도출된 결과를 목표 인구집단에 적용할 수 있는 정도를 나타내는 외적 타당도의 확보에 있어 특히 중요하다. 노약자나 임산부와 같은 취약 대상자가 연구대상자에 부득이하게 포함되어야 하는 경우가 아니라면, 취약한 피험자는 가능한 한 연구에 참여되지 않도록 한다.

예시 4-4

취약한 피험자의 참여가 필수적인 연구

노인의치보철사업의 효과평가연구나 임산부를 대상으로 한 치주염과 조산과의 연관성 연구처럼 노인이나 임산부에서만 측정될 수 있는 변인을 포함하는 연구에서는 노인이나 임산부가 참여되어야 한다.

그리고 임상실험이나 관찰연구에 있어, 연구대상자로 포함하거나 제외하는 기준Inclusion or exclusion criteria을 정확하게 적용하지 못하면, 대상자가 불필요하게 포함되거나 반드시 필요한 경우가 아닌데도 취약한 피험자가 포함되는 경우가 발생된다.

예시 4-5

연구대상자를 제외하는 정확한 기준 적용

치은염 완화 혹은 억제 목적의 항균제 개발 임상 연구를 시행하는 경우에는 최근 1개월 이내에 항생제를 복용한 경험이 있거나, 임산부, 만 18세 미만, 치아 개수 20개 미만 대상자는 제외될 필요가 있다.

5. 연구표본을 추출하는 방법

표본 추출 과정은 확률적 추출 과정과 비확률적 추출 과정의 두 가지로 나눌 수 있는데, 표본의 특정 인구집단에 대한 대표성이 많이 요구되지 않는 임상실험연구나 환자 대조군 연구 및 코호트 연구에서는 접근 가능성이나 비용 등의 문제로 비확률적 추출 과정을 거치는 경우가 많다. 이러한 비확률적 추출 과정에서 보이는 일반화의 취약성을 보완하기 위하여, 의약품 개발을 위한 임상실험의 경우, 인종, 지역 간 동등성을 확보하기 위한 추가적인 임상실험을 시행하거나, 표본 구성에 대해 그러한 부분을 요구하기도 한다. 인구집단에 대한 대표성이 특히 요구되는 단면연구뿐 아니라, 임상실험연구나 코호트 연구에서도 여건이 허락한다면 가능한 한 대표성 있는 표본을 확보하도록 한다. 이 과정에 확률추출이 요구되는데, 일반적으로 단순확률추출Simple random sampling, 층화확률추출Stratified random sampling, 확률군집추출Cluster random sampling 방법을 이용한다.

예시 4-6

확률을 추출하는 세 가지 방법

- **단순확률추출**

우리나라 치과의사의 법정구강검진에 대한 인식을 조사하기 위하여, 전체 치과의사 명부에서 난수표로 뽑은 번호를 기준으로 하여 20번씩 등간격으로 5퍼센트를 추출한다.

- **층화확률추출**

우리나라 치과병·의원 20,000곳 중 100개를 확률추출하는 과정에서 대도시, 중소도시, 읍·면 지역의 치과 분포가 각각 6:3:1이라는 자료에 근거하여, 지역별로 각각 60곳, 30곳, 10곳을 추출한다.

- **확률군집추출**

우리나라 전체 학생의 구강건강 실태를 파악하기 위하여, 무작위로 초등학교, 중학교, 고등학교를 200곳씩 선정하여 구강검사를 실시한다.

확률추출 시 목표 인구집단에 대한 기본 정보를 확보할 수 있다면, 층화확률추출을 통해 조사 대상자 수를 줄일 수 있으므로 표본 추출 전에 목표 인구집단에 대한 사전 조사가 필요하다.

6. 변수의 종류와 시행

변수는 연속변수와 서열변수 및 명목변수로 구분한다. 서열변수는 등간격이 전제될 때 연속변수와 같이 취급될 수도 있는데, 일반적으로 연속변수는 가장 적은 표본 수를 요구하기 때문에 측정의 효율을 높일 수 있어 가장 권장된다. 조사 수행 시 연속변수로 측정된 변수는 필요에 따라 서열변수나 이산변수로 변환할 수 있으나, 서열변수나 이산변수로 측정된 변수는 연속변수로 변환될 수 없다는 점도 고려될 필요가 있다.

예시 4-7

치주병 여부를 조사하는 방법

치주병 여부를 조사하기 위하여 치주낭 깊이와 부착소실수준을 각각 수치(mm)로 측정하면, 치주병의 분류 기준에 따라 서열변수(정상, 경도, 중등도, 고도)나 이분변수(유/무)로 변환하여 여러 방법으로 분석할 수 있다. 하지만 치주검사 시 처음부터 치주병 여부를 '유', '무'의 이분변수로 측정하면 치주조직 상태에 대한 정보를 얻는 데 한계가 있다.

연구계획서 작성 시에는 질병의 위험요인 등에 해당되는 설명변수 Independent/ Predictor/ Explanatory variable와 질병발생 등 설명변수의 영향을 받아 나타나는 결과에 해당하는 결과변수 Dependent/ Outcome variable, 그리고 결과변수에 연관성을 가짐으로써 설명변수와 결과변수 간 관련성에 혼란을 야기하는 혼동변수 Confounder를 기술한다.

예시 4-8

설명변수와 결과변수, 그리고 혼동변수

우리나라에서 법정으로 시행하는 구강검진(설명변수)이 구강건강상태(결과변수)에 어떠한 영향을 미치는지 확인하기 위하여 구강검진과 구강건강상태에 모두 영향을 미칠 수 있는 성별, 연령, 거주지역 및 소득수준과 같은 혼동변수를 추가로 조사한다.

특히 혼동변수는 층화Stratification나 다변량 분석Multivariate analysis으로 그 영향을 보정하게 되는데, 보정하여야 할 혼동변수가 늘 때마다 필요한 연구대상자의 수도 늘어나므로 연구 목적과 분석변수의 특성에 따라 보정의 범위를 조절할 필요가 있다.

7. 표본 수 추정

동물실험이나 임상실험에서는 필요 이상의 피험개체나 피험자가 실험에 포함되지 않도록 하기 위하여 연구자가 적절하게 정한 연구 오류의 가능성 및 효과크기와 함께 데이터의 산포도를 고려하여 통계적으로 표본 수를 추정하게 된다. 이는 대부분의 연구에 있어 기관연구윤리심의위원회의 필수 심의 항목에 포함된다.

표본 수 추정을 위하여 반드시 정해져야 할 값은 1종 및 2종 오류Type I, II error/ α, β error, 효과크기Effective size, 산포도Variability, 가설검정방법test method이다. 가설 설정 시 본인이 입증하고자 하는 가설을 대립가설(예: 설탕 식음군은 설탕 비식음군에 비하여 우식경험자율이 높다.)이라 하고, 그 반대의 가설을 귀무가설(예: 설탕 식음군과 설탕 비식음군은 우식경험자율이 같다.)이라 하는데, 통계적 검정은 귀무가설을 기각함으로써 대립가설을 입증하는 과정을 거친다. 이때 표 4-1과 같이 기각되지 않아야 할 귀무가설이 기각될 확률이 1종 오류, 기각되어야 할 귀무가설이 기각되지 않을 확률이 2종 오류가 된다. 일반적으로 1종 오류는 0.05, 2종 오류는 0.20으로 설정한다.

표 4-1 "연관성 없음"이라는 귀무가설에 대한 기각 여부에 따른 오류

	실제 연관성 여부	
	연관성 있음	연관성 없음
기각	O	Type I error (α)
기각 실패	Type II error (β)	O

효과크기는 비교집단 간 예상되는 차이의 크기로써, 차이를 크게 설정할수록 표본 수는 줄어든다. 변동량은 대개 표준편차를 사용하며, 기존 연구 혹은 예비 연구로부터 얻는다. 표본 수 추정을 하는 구체적인 방법은 다양한 통계학 혹은 연구방법론 관련 서적에서 확인할 수 있으나, 퀘스전닷컴(http://www.quesgen.com/SSMeans.php)이나 밴더빌트대학 약대 생물통계학부(http://biostat.mc.vanderbilt.edu/wiki/bin/view/Main/PowerSampleSize)와 같은 사이트에서 다음 그림과 같은 프로그램을 이용하거나 다운받아 활용할 수 있다.

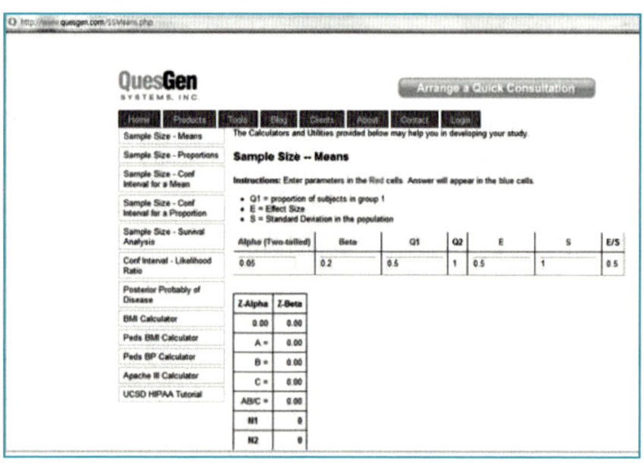

그림 4-6 퀘스전닷컴 홈페이지에서 제공하는 표본 수 추정 방법

04 다시 살펴보는 연구윤리

1. 연구 가치의 크기를 결정할 수 있는 객관적 방법은 무엇인가?

2. 이전에 이미 만들어진 비윤리적 자료로 가치 있는 연구 성과를 얻을 수 있는데도 이 자료를 폐기하여야 할까?

3. 연구윤리심의위원회의 심사와 저널의 논문 심사 과정 등 공적 감시 기능이 제대로 작동되게 하는 전제는 무엇인가?

4. 우수한 연구계획서와 윤리적인 연구계획서의 공통점과 차이점은 무엇인가?

참고문헌

신영수, 안윤옥. 『의학연구방법론』. 서울대학교출판문화원. 2004.

이태림, 문혁수, 백대일, 김종배. 『구강보건통계학』. 고문사. 2008.

R. N. Forthofer, E. S. Lee, M. Hernandez. *Biostatistics*. Burlington, MA: Elsvier academic press. 2007.

S. B. Hulley, S. R. Cummings, W. S. Brouner, D. G. Grady, T. B. Newma. *Designing Clinical Research.* Philadelphia: Lippincott, Williams & Wilkins. 2001.

K. J. Rothman. *An Introduction of Epidemiology.* Oxford: Oxford University Press. 2002.

K. J. Rothman, S. Greenland, T. L. Lash, *Modern Epidemiology*. Philadelphia: Lippincott, Williams & Wilkins. 2008.

05

동의를 구하는 이유와 절차

진 보 형

05장에서 주로 다루는 내용

피험자에게 동의를 구하는 이유와 그 절차에 대하여 알아보고, 피험자 동의서와 설명서를 직접 작성하여 본다.

피험자 동의의 필요성

윤리 기본원칙의 하나인 자율성autonomy은 자기 결정과 자기를 통제할 수 있는 인간의 능력으로, 정보를 바탕으로 해서 인간이 이성적 선택을 할 수 있게 하는 능력을 말한다[1]. 이와 같은 자율성 원칙은 진실말하기, 동의구하기, 비밀보장과 같은 세부적인 내용을 다루고 있다.

일반적으로 이런 피험자(환자)의 동의를 구하는 것은 모든 사람을 대상으로 하는 연구나 진료에서 시도하려는 행위를 문장으로 이해하기 쉽게 설명하고, 자발적 의지에 의한 동의를 얻은 후 실시하여야 한다고 할 수 있다. 즉 환자나 보호자가 의사에게 충분한 설명을 들은 뒤 이에 동의하는 것으로, 통고된 동의보다는 서로 합의가 이루어졌다는 의미가 더 강조되어 있다[2].

제2차 세계대전 당시 독일 나치 의사들에 의해 이루어졌던 인체실험이나 일본군에 의해 이루어졌던 생체실험에서는 인간의 자율성이 제대로 지켜지지 않았다. 그러므로 사전 동의는 1946년 나치 의사들에 대한 뉘른베르크 재판 제1조에서 비롯되어, 1964년 세계의사회의 '헬싱키 선언' 및 1995년 도쿄 개정 등을 통해 중요성이 더욱 강조되고 있다.

1 조비룡, 김대군, 박균열, 정규동 옮김. 『사례중심의 의료윤리』. 인간사랑. 2008. 42쪽.

2 지제근. 『알기 쉬운 의학용어 풀이집』(제3판). 고려의학. 2004.

충분한 설명에 의한 동의informed consent의 정의

동의 과정은 연구윤리 행위의 중심이라고 할 수 있으며, 이는 연구 대상자에게 동의구하기 전부터 시작하여, 연구대상자에 대한 개입intervention이 끝날 때까지 연구자와 연구대상자 사이에서 계속적으로 이루어지는 일련의 과정이라고 알려져 있다[3]. 충분한 설명에 의한 동의informed consent에서는 세 가지를 중요시하는데, ① 진실의 제시, ② 충분한 이해, ③ 자발성 등이다.

1. 인폼드 컨센트 과정의 목표

연구에 참여하는 연구대상자에게 이에 대한 정확한 정보와 내용을 이해시켜 전체적인 연구의 질을 향상시키기 위하여 인폼드 컨센트를 구한다.

연구자는 연구의 특정 절차를 수행하기 전에 피험자로부터 동의를 구하여야 하는데, 가능하면 언제든지 인폼드 컨센트 과정을 위해 편안하고 조용한 개인 공간을 제공하고, 대상자에게 동의 과정을 설명하며, 대상자들이 모든 가능성에 대해 충분히 고려할 시간이 있는지 확인한다.

또한 피험자(대상자)들의 읽기 능력을 고려해야 하며, 그들의 질문에 대해 언제든지 답변을 해 주어야 한다. 이와 더불어 연구대상자가 연구 결과에 대한 정보를 충분히 이해하고 있는지 확인하여야 하며, 강요나 기타 부당한 영향에서 벗어나 자유롭게 동의할 수 있도록 한다. 동의 후에도 도중에 철회할 의사가 있는지 확인하는 것은 물론, 대상자가 연구에 참여하는 기간 동안 지속적으로 동의를 구하여야 하며, 특정한 새로운 정보는 대상자에게 반드시 알려 주고 동시에 대상자에게 문서로 동의를 얻어야 한다.

3 WIRB Guideline. http://www.wirb.com (Accessed Mar. 1, 2010)

2. 동의 과정에서 고려해야 할 문제[4]

'동의'란 연구에 참여하는 대상자의 긍정적인 동의이다. 대상자가 법적으로 연구 참여에 동의할 수 없을 때는, 법적 위임을 받은 대리인이 대상자를 위해 동의할 수 있다. 그러나, 대부분의 연구윤리심의위원회에서는 가능하면 대상자에게 직접 동의를 구하도록 하고 있다.

동의를 구하는 대상에 대해 다음과 같은 사항을 이해해야 한다.

- 대상자가 동의서에 있는 말을 읽고 이해할 수 있는가?
- 만약 대상자가 동의서를 읽거나 이해하지 못하지만 이런 대상자가 연구에 참여하는 것이 허용된다면, 모든 과정을 공정하게 증언해 줄 사람이 있는가? (※ 공정한 증인이란 동의서를 대상자에게 읽어 주고, 동의서에 서명하여 증명할 수 있는 사람을 말함)
- 대상자가 연구에 참여하는 데 어떠한 압력(예: 가족이 연구자로 연구대상이 될 것을 종용하는 경우)을 받고 있었는가?
- 대상자가 시간을 두고 주의 깊게 동의서를 읽었는가?
- 동의서에 명시되어 있는 위험요소를 대상자에게 신중하게 설명하였는가?
- 다른 위험요소나 고려하여야 할 사항이 동의서에 명시되지 않은 것이 있거나 대상자에게 이를 설명하였는가?
- 연구에 대하여 대상자가 질문을 하였는가?
- 대상자가 동의서나 설명서를 읽고 난 뒤, 질문이나 걱정을 하였는가? 만약에 있었다면, 어떠한 질문과 걱정을 하였는가?

4 동의서 내용과 세부적인 사항은 WIRB (Western Institutional Review Board)에서 제시하는 내용이다.

- 대상자의 질문에 연구자는 답하였는가?
- 질문에 대한 답변에 대해 대상자가 만족스럽게 생각하였는가?
- 대상자가 연구과정에 대하여 명확한 결정을 표현하였는가?
- 인폼드 컨센트를 구하면서 이야기를 나눈 사람이 동의서에 서명하였는가?
- 대리인이 동의서에 서명하였는가?(필요시)
- 연구자가 동의서에 서명하였는가?
- 만약에 법적 위임을 받은 대리인이 대상자를 위해 서명한다면, 대상자의 이해와 동의로 간주하여 해결했다는 것을 추가하였는가?(필요시)

Western Institutional Review Board$_{WIRB}$에는 어떤 대상자에게 동의를 얻어야 하며, 어떠한 방법으로 얻어야 하는지 일반적인 방향에 대하여 다음과 같이 제시되어 있다.

- 6세 이하의 대상자에게는 동의서가 요구되지 않음
- 7~14세 아동에게는 어린이를 위한 동의서와 설명서로 구두동의를 구함
- 15~17세에게는 성인을 위한 동의서와 설명서로 구두동의를 구함
- 성인에게는 성인용 동의서와 설명서를 이용함

3. 동의서에 필요한 몇 가지 규정 요건[5]

인체를 대상으로 한 모든 연구과정에는 기관연구윤리심의위원회IRB에서 승인한 동의서를 사용하여야 한다. IRB에 승인된 동의서는 몇 가지 규정 요건을 준수해야 하는데, ① 필수요소가 적절하게 포함되어야 하고, ② 동의서 내용을 작성할 때는 반드시 비과학자가 이해할 수 있는 수준이어야 하며, ③ 동의서에는 권리 포기 증서 또는 기타 무죄의 변명의 용어를 표시하면 안 된다.

4. 동의서 작성을 위한 일반적인 가이드라인

일반적으로 동의서를 작성할 때 따라야 할 지침은 다음과 같다.

- 동의서 서식은 간단하게 작성되어야 하며, 내용은 학교에서 과학을 이수하지 않은 중학교 1학년의 읽기 수준인 사람을 위해 비기술적인 언어로 작성되어야 한다.
- '환자'라는 단어보다 '대상자'라는 단어를 사용하여야 한다.
- 대상자의 권리나 보증인의 책임에서 포기를 제안하는 진술을 하지 말아야 한다.
- '나는 이해한다' 또는 '너는 이해한다'의 언어를 피해야 한다.
- 문장에는 반드시 주어가 명시되게 작성해야 한다(예: '나는 ~에 동의한다')
- '치료', '요법', '치료요법' 등의 단어를 가급적 피하도록 한다.

5. 동의서의 요소

동의서에는 ① 연구 목적과 관련 정보, ② 연구와 그 절차에 대한 설명, ③ 위험과 불편사항, ④ 예상되는 이익들, ⑤ 대안 등이 포함되어 있어야 하

5 이경훈 역. 『IRB란 무엇인가?』(초판). 지코사이언스. 2011. 42~343쪽.

며, 그 내용은 다음과 같다.

1) 목적 및 정보

- 치료가 아닌 연구research라는 기술
- 연구 목적을 명확하게 한다(예 : 일반적으로 약의 안전성과 내성 및 효과를 검증하기 위한 연구과정이다.).
- 예상되는 연구대상자 참여 기간, 그리고 연구에 관련된 대략적인 숫자를 포함하여 설명한다(예: 연구대상자 수 등).
- 연구대상자에게 물어보는 질문이 적절한지, 그리고 연구대상자가 동의서를 집에 가지고 가서 생각해 보도록 하여 안심시킨다.
- 왜 대상자가 이 연구에 참여하여야 하는지를 명확하게 한다.

2) 연구와 그 절차에 대한 설명

- 대상자의 총 방문 시기와 그 과정을 설명하고, 실험 절차마다 어떤 것을 측정하기 위한 실험인지 설명한다.
- 전체 연구과정과 설계 등도 간단하게 설명한다.
- 방문 횟수를 기록한다.
- 대상자의 연구 참여 기간을 설명한다.
- 방문하여 무슨 일을 할 것인지 설명한다.
- 기타 연구 결과에 오류로 작용할 수 있는 금기 행동(예: 피임 등)과 같이 추가적인 참여 요구사항을 설명한다.

3) 위험과 불편사항

- 대상자에게 합리적으로 예측 가능한 위험과 불편함에 대하여 설명한다. 위험과 불편사항은 반드시 비기술적인 언어로 기술되어야 한다.

- 이상 반응의 가능성과 심각한 이상 반응은 생명에 위협을 줄 수 있다는 사실을 포함시켜야 한다.
- 특정 치료 또는 시술로 인해 피험자 또는 (임신했거나 임신할 가능성이 있을 때) 배아/태아에게 현재로서는 예측할 수 없는 위험이 포함될 수 있다는 사실을 포함시켜야 한다.
- 예측하지 못한 위험과 불편이 생길 수 있다는 것을 설명에 포함시켜야 한다.
- 대상자의 상태가 연구 기간 동안 나빠질 수 있다는 것을 설명에 포함시켜야 한다.
- 만약 연구 약물이 안전한 용기로 포장되지 않았거나, 주의 표시가 붙여져 있지 않은 연구 약물을 집으로 가지고 갈 경우 아이들 또는 주의 표시를 이해하지 못하거나 읽지 못하는 사람들이 연구 약물을 멀리하게 하거나 주의를 주어야 한다는 것을 포함시켜야 한다.

4) 예상되는 이익들

- 대상자나 다른 사람들에게 가능성 있는 이익을 설명한다: 그러한 이익들은 보장할 수 없다는 것을 나타내어야 한다.
- 만약에 참여를 통해 직접적인 이익이 있음을 설명한다면, 이런 이익이 '일어날 수도 있다'는 정도로만 기술하여야 한다.

5) 대안

- 가능하면 적절한 대체 요법이나 절차를 설명한다.
- 여러 가지 대안이 존재하는 경우 목록을 만든다: 대안들에는 대체 약이나 요법, 완화치료, 호스피스 등이 포함될 수 있다.

6) 기타

- 피험자의 연구 참여 결정은 자발적인 것이며, 피험자가 원래 받을 수 있는 이익에 대한 손실이 없더라도 연구 참여를 거부하거나 연구 중 언제라도(이익에 대한 손실 없이) 참여를 포기할 수 있다는 사실을 나타낸다.

7) 추가 제공 사항

- 피험자의 연구 참여가 피험자의 동의 없이도 중지될 수 있는 경우와 해당 사유
- 연구 참여로 인해 피험자가 추가로 부담해야 하는 비용
- 연구 참여 중단 결정 시, 피험자의 향후 치료 방향 및 피험자가 연구 참여를 종결할 수 있는 일목요연한 절차
- 피험자의 지속 참여 의지에 영향을 줄 수 있는 새로운 정보가 수집되면 즉시 피험자에게 알려질 것이라는 사실
- 치료와 위약에 각각 무작위 배정될 수 있다는 사실

동의서 작성의 실제

피험자 동의 설명서 작성의 필수 요소: 연구대상자 설명서에는 다음과 같은 내용이 기술되어야 한다.

① 연구 제목

② 연구기관 및 연구책임자

③ 연구 배경(임상시험에 사용되는 약제, 의료 기기에 관한 정보)

④ 연구(임상시험) 목적

⑤ 연구대상자 수(참여 인원)

⑥ 연구 방법- 임상시험 절차

연구 진행과정

임상시험 참여 기간

⑦ 임상시험 참여의 중지 및 탈락 기준

⑧ 연구 참여 시 예측되는 효능, 효과(참여로 기대되는 이익)

⑨ 예측되는 부작용 및 위험성

⑩ 임상시험 참여에 따른 혜택 및 비용

⑪ 여타의 치료 방법(대안)

⑫ 임상시험 참여로 인한 손상에 대한 보상

⑬ 임상시험 참여자의 권리

⑭ 신분의 비밀보장

⑮ 임상시험 관련 문의처- 연구책임자

임상시험 담당자

기관연구윤리위원회 연락처

주의 : 연구 설명서는 연구계획서를 요약한 것이 아니라 일반 대상자가 이해하기 쉽도록 구성하여 연구과정에 대한 참여의사를 결정하는 데 도움이 되도록 하는 도구다.

동의 설명서 작성 시 점검 사항

- 대상자가 알아들을 수 있는 용어를 선택했는가?
- 설명서에 모든 요소가 포함되어 기술되었나?
- 실험 방법에 대한 설명은 구체적인가?
- 대상자의 자발적 참여를 독려하는 내용이 기술되어 있나?
- 대상자에게 예상되는 이익과 불편사항 등이 기술되어 있나?

예시 5-1

동의 설명서를 작성해 봅시다

- 연구 주제 : 바스법으로 이닦기 교육이 치주 건강에 미치는 효과 비교
- 연구 설계 : 무작위 대조 실험연구
- 연구 대상 : 중등도 치은염을 지닌 남녀 성인 30명씩 총 60명
- 연구 방법 : 구강검사, X-선 사진 촬영, 구강내 세균 위상차 현미경 관찰
  연구 기간은 3주(1주째에 재검사)

동의서 작성하기

다음은 동의서 작성의 일반 서식이다. 이에 따라 예시 5-2에 해당되는 동의서를 작성해 본다.

연구 제목 :

나는 ____________________ 임상시험에 대한 모든 정보에 관하여 담당자로부터 자세하게 설명을 듣고 충분히 이해하였습니다.

나는 또한 피험자 동의 설명서를 읽어 보았으며, 그 내용을 충분히 이해하였습니다.

나는 임상시험 기간 중 언제라도 개인적인 사유 등으로 지속적인 참여를 중도에 거부하거나 자유로이 참가를 중단할 수 있으며, 이로 인해 진료 및 기타 어떠한 불이익도 받지 않음을 알고 있습니다. 또한 임상시험 지속 참여 의지에 영향을 줄 수 있는 새로운 정보가 수집되면 적시에 알게 될 것이라는 사실을 확인하였습니다.

나는 임상시험에 관하여 의문이 있을 경우에는 언제라도 시험 담당자 또는 해당기관의 임상시험심의위원회에 문의할 수 있으며, 나의 기록은 연구 목적으로만 직접 열람하는 데에 동의합니다.
이에 나의 자유의사에 따라 본 임상시험에 참여할 것을 동의하며 이 동의서의 사본 1부를 수령합니다.

피험자 본인 : 성 명 : (서명) 년 월 일
동의서를 설명한 사람 : 성 명 : (서명) 년 월 일
연구책임자/연구담당자 : 성 명 : (서명) 년 월 일

(해당 되는 경우)
법정대리인 : 성 명 : (서명) 년 월 일
피험자와의 관계 : ( )의 ( )
입회인 : 성 명 : (서명) 년 월 일

예시 5-2

동의 설명서를 작성해 봅시다

- 연구 목적 : 어린이용 전동 칫솔의 치면세균막제거 효과 비교
- 연구 설계 : 무작위 대조 실험연구
- 연구 방법 : 만 9세 아동/ 이닦기 교육을 받은 아동이 하루에 2회씩 이를 닦도록 하며, 실험 시작 전 검사와 2주 간격으로 치면세균막지수를 측정하게 됨. 총 실험 기간은 4주

예시 5-3 서울대학교치과병원의 서식들 6

예시

	서울대학교치과병원 연구윤리심의위원회 『 피험자 동의서 』	최초승인일: 200 . . 승인종료일 200 . .

SNUDH 서울대학교치과병원

연구제목 : 경비기관 삽관 시 기관내관의 가온 연화와 첨부 형태의 변형이 비강 내 손상을 일으키는 정도 비교

본인은 본 임상연구에 대한 목적, 내용, 및 본 연구로 인한 비강 내 출혈 및 비강 내 손상에 대하여 충분한 설명을 듣고 이해하였습니다. 또한 상기 내용에 대한 서면 설명문을 받아 보았으며 본 연구에 동의한 후라도 언제든지 이를 철회할 후 있음과 부작용 및 이상반응 발생시 적절한 치료를 받을 수 있음을 확인하였습니다.

나는 아래에 서명함으로써 자유로운 의사에 따라 본 임상시험에 참가하고자 합니다.

피험자	성명 ____________ (서 명) 날짜 200 . ______
대리인	관계 ____________ 성명 ____________ (서 명) 날짜 200 . ______

아래에 서명한 본인은 상기 연구과제에 대한 개요 안전성 및 유효성, 기타 부작용과 이해, 갈등에 대해 피험자 및 대리인에게 충분히 설명하였음을 확인합니다.

연구자(책임자)	성명 ____________ (서 명) 날짜 200 . ______

* **본 동의서는 우측상단의 IRB의 승인 유효기간에만 적용 가능합니다.**

6 여기에 제시된 설명서와 동의서는 서울대학교치과병원 연구윤리심의위원회에 제출된 연구계획서 중 우수 사례에 해당하는 것으로 연구책임자의 허락 아래 본 자료를 소개한다.

서울대학교치과병원 연구윤리심의위원회

『 임상시험 피험자 설명서 』

연구제목 : 경비기관 삽관 시 기관내관의 가온 연화와 첨부 형태의 변형이 비강 내 손상을 일으키는 정도 비교

1. 임상시험의 목적과 방법

구강악안면 수술을 위한 전신마취를 하게 되면 환자가 수술 중 숨을 쉬기 위한 기도확보를 위하여 코에서 폐까지 관을 삽입하게 됩니다. 물론 깨어 있는 상태는 아니고 마취제를 투여하여 의식을 잃게 한 후 관을 삽입하게 되는데, 이 경우 코피가 발생하는 경우가 종종 발생합니다.

코피가 나면 바로 지혈을 시행하여 피를 멈추게 합니다만, 이러한 코피의 발생을 어떻게 하면 조금 줄일 수 있을까 하는 것은 아직도 어려운 문제입니다.

본 연구에서는 이러한 코피발생을 줄이는 방법으로 어떠한 방법이 좋을까 알아내기 위하여 환자가 전신마취 후 관을 삽입 시 환자마다 조금씩 방법을 다르게 해서 시행해보려고 합니다.

현재 알려진 방법으로 플라스틱 관을 40℃ 정도의 따뜻한 물에 넣어서 말랑말랑 하게 하면 조금 줄일 수 있다는 연구와 관 끝을 조금 둥글게 하면 줄일 수 있다는 연구가 있습니다. 본 연구에서는 이러한 방법을 함께 사용하여 코피를 줄여 보려고 합니다.

전신마취를 시행한 후 난수표를 이용하여 따뜻한 물에 넣은 관을 삽입하는 환자, 끝을 둥글게 한 관을 삽입하는 환자, 그냥 일반적인 방법을 사용하는 환자로 무작위로 나누어 시행한 후 코피의 발생이 어떤 방법이 덜 발생하는 지 알아보고자 합니다.

2. 예견되는 피험자의 예측 효능, 효과 및 부작용, 위험성

이번 연구는 기본적으로 시행하는 의료 행위에서 방법을 조금 변형 한 것으로 이번 연구에 참여한다고 해서 수술이나 마취시간이 길어지거나 입원기간 및 합병증 발생빈도에 영향을 미치는 일은 없을 것입니다. 부작용은 일반적인 경비기관내 삽관의 부작용과 같이 비출혈, 비강내 점막 손상,

1

비강개 손상과 이에 따르는 동중이 있을 수 있고, 드물게는 이와 관련된 감염, 균혈증 등이 있을 수 있습니다만 이 임상 연구로 인하여 특별히 더 많은 부작용이나 위험성은 발생하지 않습니다.

3. 피험자에게 예견되는 이익

이번 연구에 참여한다고 해서 금전적으로 환자분에게 돌아가는 보상은 없으나 이번 연구에 동의해 주신다면 앞으로 환자분이 또 다시 구강악안면 수술을 위해 기관내삽관시 더 안전한 방법으로 시행하게 되는 데 도움이 될 것입니다.

4. 본 연구에 참여 여부의 결정권은 환자분에게 있으며, 연구에 참여하지 않을 경우에도 경비기관내삽관은 시행하게 됩니다. 단지 코피 발생의 자료를 연구에 포함하지 않게 됩니다. 환자의 신분이나 인적 사항은 철저히 비밀로 보장되며, 환자가 원할 경우 언제든지 참여를 거부할 수 있습니다.

5. 피험자의 안전

관의 삽입 시 발생할 수 있는 코피는 불가피한 것이나 최선의 치료를 약속드립니다.

6. 문의 사항[6]

본 연구에 관련된 의문사항은 아래로 연락주십시오 .

서 00 (서울대치과병원 000과 교수 02-2072-XXXX, 010-XXX-XXXX)

000과 (02-2072-XXXX)

설명한 사람 : ________(서명)

날짜 200 . ______

2

05 다시 살펴보는 연구윤리

1. 다음 중 법률상 면책 문구로 간주되지 않아 사용이 가능한 문장은?

① 치과대학에서는 연구에 참여하는 당신이 받을 수 있는 손상에 대해 어떠한 보상을 할 계획이 없습니다.

② 이 임상시험에 참여하여 입을 수 있는 피해에 대해 치과병원이 보상하지 않음을 동의합니다.

2. 피험자의 사전 동의가 필요 없는 연구로는 어떤 것이 있는지 알아본다.

06

치과 연구에서 흔히 발생하는 윤리 문제와 해결[1]

권 복 규

06장에서 주로 다루는 내용

치의학 연구윤리의 필요성과 치의학 연구의 특수성을 이해하고, 치의학 연구윤리에서 검토해야 할 딜레마 상황과 더불어 연구윤리심위원회의 기능과 심의 절차를 이해한다.

1 이 글은 필자가 2010학년도 1학기 서울대학교 대학원 치의과학과 「치의학 연구윤리」 강좌에서 진행한 강의 내용을 중심으로 작성된 것이다.

치의학 연구윤리의 필요성

'치의학 연구에서 왜 윤리가 강조되어야 하는가?'라는 질문에 대해서, 전문가로서 갖추어야 할 프로페셔널리즘professionalism을 들 수 있다. 이런 전문직의 특권은 신뢰를 기반으로 한 사회계약으로, 이들 전문직은 자체의 윤리 규정을 통해 자신들에게 부여된 독점과 자율성을 남용하지 않으며 사회의 공익을 위해 노력하여야 한다.

치의학 연구의 대부분은 인간을 대상으로 하기 때문에 피험자 보호 및 피험자의 인권과 사생활 보호를 충분히 고려해야 한다. 또한 치의학 연구에서는 다른 연구 분야와 달리 이해상충 가능성이 많이 발생할 수 있다. 2000년 국제치과연구협회International Association of Dental Research, IADR에서도 이와 같은 연구윤리 지침을 제시하면서 이해상충 관계conflict of interest에 관하여 다음과 같이 기술하였다.[2]

> '금전적 혹은 개인적인 이익을 위해 사회의 공익적 요구와 충돌이 일어나는 것을 방지하기 위하여 사전에 이와 같은 이해상충 관계를 공개하여야만 한다. 여기에는 참여한 연구자 개인의 지적재산권이 보호되어야 하며, 지적재산권은 어떤 잠재적인 상업적 이득에도 적용된다.'

치의학 연구는 실용적인 연구 결과를 많이 도출할 수 있기 때문에 특히 이와 같은 이해상충 관계의 공개를 통해 연구결과를 객관적으로 평가받는 것이 무엇보다 중요하다.

---

2 International Association for Dental Research(IADR). http://www.iadr.com/i4a/pages/index.cfm?pageid=3562 (Accesseed May 30, 2010)

치의학 연구의 특수성

치의학 연구는 일반적으로 인간 피험자에게 직접적인 위험Risk이나 해악Harm이 적고, 연구 목적을 인간 삶의 본질적 측면보다는 삶의 질의 증진에 근거하는 경우가 많다. 또한 임상시술clinical practice과 임상연구clinical research의 구분이 모호한 경우가 많으며 연구자의 이해상충 가능성이 높다고 할 수 있다.

1. 인간 대상 연구의 원칙

이와 같은 특성을 지닌 치의학 연구는 인간 대상 연구의 원칙에 따라 진행돼야 한다. 인간 대상 연구의 원칙은 ① 연구 목적이 피험자의 건강과 인권 보호에 있어야 하고, ② 이득과 위험을 평가하여 진행되어야 하며, ③ 과학적으로 타당한 연구이어야 하고, ④ 일정한 시설과 자격을 갖춘 연구자에 의한 연구이어야 하며, ⑤ 피험자가 충분한 정보에 의한 동의를 하여야 하고, ⑥ 피험자의 비밀과 프라이버시가 보장되어야 하며, ⑦ 동료 심사 및 감독을 통해 객관적인 결과를 도출해야 하고, ⑧ 이해상충을 피하고 이를 공개함 등이다. 이와 같은 원칙은 국제치과연구협회에서 제정한 지침에도 잘 기술되어 있다.

2. 이해상충과 이해상충 회피 방법

일반적으로 이해상충이란 위치상 특별한 신뢰를 받고 있는 누군가가 자신의 개인적 혹은 직업적 이익을 위해 불공정하게 행동하는 것으로 이의 종류는 다음과 같다.

- 환자에게 권하는 최신 치료법이 가장 많은 이익이 남는 것일 때
- 환자에게 권하는 치료법이 자신의 기술 숙달을 위한 것일 때

- 환자에게 권하는 치료법이 자신의 연구를 위한 것일 때
- 환자에게 권하는 치료법이 자신이 후원을 받는 특정 기업을 위한 것일 때

이와 같은 상황에서는 반드시 객관적인 연구 결과를 얻기 위해 다음과 같은 방법으로 이해상충을 회피하여야 한다.

- 이해상충 제거
- 이해상충 폭로
- 관련 의사 결정 불참 / 기피
- 제3자 결정

그러므로 근자에는 각 기관의 연구윤리심의위원회에서 연구계획서 심사와 내용을 분석하여 이와 같은 이해상충 관계를 객관적으로 따져 보며, 또한 피험자에게 동의를 구하는 과정에서 충분한 정보가 제공되며 피험자가 피해를 받지 않는지 검토하게 된다.

기관연구윤리심의위원회

기관연구윤리심의위원회Institutional Review Board, IRB는 인간을 대상으로 하는 연구의 과학적 타당성을 검토하고 윤리적 타당성을 심사하여 연구를 승인 감독하는 기구다. 주로 연구계획서 심사, 동의서 심사, 피험자 보호, 문제 발생 시 대처 등을 목적하여 구성된다. 이와 같은 목적에 맞게 위원회 구성이 중요시되는데 심사의 독립성 보장, 공정성 등을 감안하여 연령 및 성비, 시민의 참

여 보장을 위한 외부 인사 및 비전문가 참여를 의무화하고 있다.

1. 기관연구윤리심의위원회의 기능[3]

1) 사전 예방적 기능

연구가 이미 완료되었거나 진행 중인 상황에서 윤리적으로 고려 대상이 될 만한 사항이 드러나면 적절한 조치가 취해진다고 하더라도 대응 조치 이전에 이루어진 윤리적 피해가 남게 된다. 그러므로 잠재적인 피해 발생 전인 연구기획 단계부터 연구의 수행 과정에 윤리적으로 문제가 될 소지가 없는지, 만약 있다면 그것이 연구 자체를 불허할 수준인지 아니면 연구계획을 수정할 수준인지 등을 검토하여 적절한 예방조치를 취하는 것이 필요하다.

2) 동료 평가 기능

연구계획을 세운 사람은 연구 목적 달성을 우선시하기 때문에 연구과정이나 결과가 가져올 수 있는, 예기치 못했던 부작용이나 윤리적 논쟁거리 등에 대해 신경 쓰기 어렵다. 그러므로 연구 자체의 성공에 직접적 이해관계를 가지지 않는 동료 전문연구자에게 연구계획의 윤리적 타당성을 검토받도록 한다. 검토를 의뢰받은 동료 전문연구자는 연구를 통해 담당 연구자가 본의 아니게 윤리적 잘못을 저지를 수 있는 상황을 미리 점검하고 파악하여 대비할 기회를 제공해 주어야 한다.

3) 비전문가 혹은 일반 시민의 관점 수용 기능

과학연구 중에서는 그 연구 결과가 관련 연구자 집단에만 영향을 끼치는 것이 아니라 일반 시민에게까지 직간접적인 파급효과를 갖는 것이 있다. 이럴 경우 자신에게 영향을 끼치는 연구의 윤리적 사안에 대해 일반 시민도 의견을

3 연구윤리정보센터. http://www.cre.or.kr (검색일자 2012.5.31)

개진할 권리를 갖는다고 볼 수 있다. 특히, 임상시험이나 대중을 상대로 하는 사회조사처럼 전문연구자 집단을 넘어서는 일반 시민이 연구에 참여하는 경우 일반 시민의 관점에서 이들의 권리가 윤리적으로 잘 보호되고 있는지 살펴볼 필요가 있다.

2. 기관연구윤리심의위원회의 기본원칙

기관연구윤리심의위원회는 벨몬트 보고서에 제시된 연구윤리의 기본원칙을 준수하는 데 있어 인간존중의 원칙에 따라 인간의 자율성이 보장되고 있는지, 자율성이 부족한 인간에 대한 배려가 적절히 이루어지고 있는지 검토해야 한다. 그러므로 피험자의 권리와 자기 결정권을 존중해야 하며, 이를 위하여 피험자에게 연구 설명서를 제시하고 동의를 구하는 과정을 검토해야 한다. 둘째, 피험자에게 위험이나 피해를 주어서는 안 되며 가능한 한 이익을 극대화하고 해악을 최소화해야 하며, 피험자에게 예상하지 못한 반응이 나타난 경우에는 연구를 즉시 중단해야 한다는 원칙에 따라 전체적인 연구 내용을 검토하고 이를 객관적인 입장에서 판단하여 수정 보완하도록 한다. 마지막으로 피험자의 안전을 보장하기 위하여 피험자가 제공한 개인적인 정보나 연구 자료를 철저하게 비밀이 보장되어 있는지, 연구자료의 기록, 보관, 사용이 적절히 이루어지고 있는지 검토한다.

1) 심의 의뢰 서류

① 필수적으로 제출하는 서류

- 연구계획 심의 의뢰서
- 심의용 연구계획서(피험자 동의서, 증례기록서 등 포함)
- 연구책임자의 최근 이력 또는 기타 경력에 관한 문서(예, 연구윤리교육 이수증)

② 연구에 따라 해당되는 경우 제출하는 서류

- 연구비 수주를 위하여 제출한 연구계획서
- 임상시험 자료집
- 식약청 또는 주관 연구기관 승인서
- 제조(수입)품목 허가증 사본
- 연구비 내역서
- 타기관 IRB 승인서 사본 등

2) 심의 의뢰 시기

심의서는 연구 개시 전에 받아야 하며, 늦더라도 최소한 연구대상자를 모집하기 전까지 받아야 한다.(이 경우 연구책임자의 소명서를 제출해야 함) 심의 후 승인을 받으면 위원회에서는 모집 공고문, 피험자 제공 서류 등 관련 서류에 승인 확인 도장을 찍어서 연구자에게 제공하며, 연구자들은 연구 수행 시 이러한 승인 확인을 거친 서류만을 사용하여 연구를 진행한다.

3) 심의 과정[4]

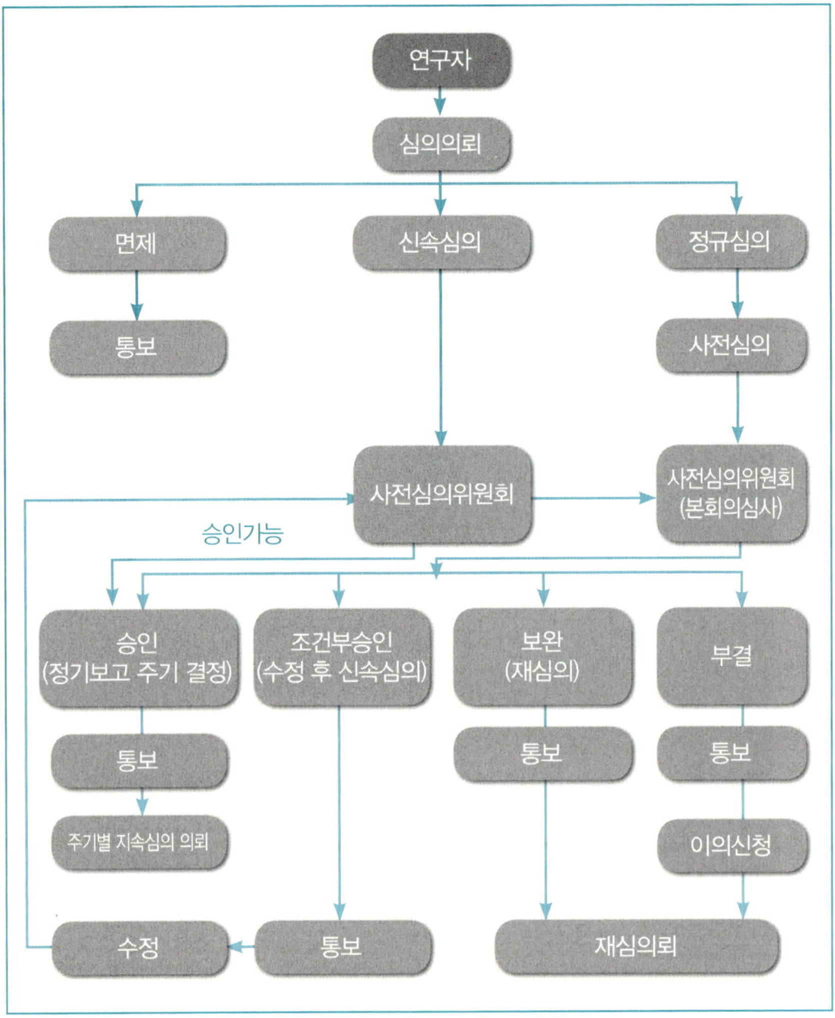

그림 7-1 **서울대학교 연구윤리위원회 생명윤리심의위원회 심의 과정**

3. 나는 이렇게 생각한다

소그룹 활동으로 주어진 사례에 대한 본인의 생각과 동료의 생각을 정리

4 서울대학교 연구윤리(Research Ethics of SNU). http://snuethics.snu.ac.kr (검색일자 2012.5.31)

하여 함께 논의해 본다.

활동 준비 :

1. 조원끼리 자신을 소개한다.
2. 조장을 선정한다.
3. 조장의 주재 아래 제시된 사례를 읽고 각자 자신의 생각을 이야기한다.
4. 조 안에서 다른 사람의 의견 청취를 통해 그 조의 의견을 정리한다.
5. 전체가 모여서 제시된 사례를 분석하고, 의견을 정리한다.

예시 6-1 발치한 치아를 연구재료로 쓰게 하려면……

치과의사 A박사는 줄기세포연구를 하고 있는 동료 치과의사 B박사에게 환자로부터 발치한 치아를 모아 달라는 부탁을 받았다. B박사는 발치한 치아의 치근으로부터 줄기세포를 배양하는 연구를 하고 있는데 연구재료가 충분히 필요하다는 것이다. 대부분의 환자는 발치한 치아의 운명에 대해 관심이 없기 때문에 모은 치아를 주기란 어렵지 않은 일이다.

1) A박사는 발치한 치아를 마음대로 처분할 권리가 있는 것인가?

2) B박사가 연구용으로 치아를 사용하려면 어떤 절차를 밟아야 하는가?

예시 6-2 새로운 치주질환 치료법을 임상시험하려면……

치과의사 K박사는 새로 개발된 치주질환 치료법을 임상시험하려고 한다. 이 치료법은 구강내 점막을 수술적으로 잇몸에 이식하는 방법으로서 영구적 치료효과를 기대할 수 있지만, 기존의 치료법에 비해 환자에게 통증 등의 부담이 더 크고 치과의사의 수술적 숙련도가 높아야 한다. 이 시술은 외국에서 일부 시술되었다는 문헌 보고가 있지만 국내에서 이루어진 적은 없으며, K박사는 기존 치료법과 비교한 치료 효과를 객관적으로 제시하는 논문을 쓰려고 한다.

1) K박사는 환자에게 이 시술이 현재 시험 중에 있다는 사실을 알려야 하는가?

2) 이 시술을 하기 위해 병원 기관연구윤리심의위원회(IRB)를 거쳐야 하는가?

예시 6-3 새로운 어린이용 세치제의 만족도를 조사하려면……

얼마 전 새로 개업한 소아치과 전문의 C박사는 고등학교 후배인 L씨가 찾아와 자신이 다니고 있는 회사에서 최근 새로 개발한 충치 발생 억제제가 든 어린이용 세치제(치약)를 환자들에게 나누어 주고, 이들 제품에 대한 만족도를 조사해 달라는 부탁을 받았다. C박사도 국제학회에 참석하여 후배가 권한 제품에 든 새로운 충치 발생 억제제의 효과에 대한 연구 결과를 접해 본 적이 있었고, 또한 제품의 포장 상태 등이 깔끔하여 개업한 지 얼마 안 된 치과의 홍보에도 좋으리라고 생각되어 그렇게 하겠다고 답하였다.

1) C박사가 환자들에게 세치제(치약)를 무료로 나누어 줄 때, 이것이 업체에서 의뢰한 제품이라는 것을 알려야 하는가?

2) 위의 사례와 같이 소비자 만족도를 조사하는 경우에도 기관연구윤리심의위원회(IRB)의 검토를 거쳐야 하는가?

3) 피험자인 어린이에게 사전 동의를 구하고 제품을 배포해야 할까? 그냥 배포해도 되는가?

07

인체조직을 이용한 연구의 윤리적 · 법적 고찰

박 희 경

07장에서 주로 다루는 내용

인체조직 이용과 관련된 우리나라의 법률과 인체조직의 소유권, 재산권이 인정될 수 있는지 살펴본다. 인체조직을 이용한 연구에서 고려되어야 하는 인체조직의 고유한 가치에 대하여 알아본다.

인체조직과 인체조직의 이용

1. 인체조직과 관련 법령

사람의 장기 등을 다른 사람의 장기 등의 기능회복을 위하여 적출하고 이식하는 데 필요한 사항과 장기 기증에 관한 사항의 규정은 장기등 이식에 관한 법률을 따른다. '인체조직 안전 및 관리 등에 관한 법률'에서 규정하는 인체조직은 '장기등 이식에 관한 법률'에서 규정하는 장기 등에 속하지 않는 것으로, 사람의 건강, 신체회복 및 장애예방을 위하여 인체에서 채취하여 이식될 수 있는 뼈 · 연골 · 근막 · 피부 · 양막 · 인대 및 건 · 심장판막 · 혈관 등이다.

인체조직은 심장, 간, 신장 등의 고형장기와 달리 면역학적 거부반응의 발생빈도가 상대적으로 낮으며 한 사람의 기증자로부터 불특정 다수의 수혜자에게 이식이 가능하다는 것이 특징이다. 따라서 멸균처리를 하면 누구에게나 사용될 수 있기 때문에 광범위하게 쓰인다.[1]

우리나라에서는 의료기관에서 인체조직을 환자에게 이식할 경우 인체조직관련 법령에 따라 식약청의 허가를 받은 조직은행에서 제공한 인체조직만 사용할 수 있으며, 다만 자가이식용 조직은 예외이다. 우리나라의 경우 인체조직은행을 이용할 때 '인체조직안전 및 관리 등에 관한 법률' 제13조 규정에 의하여 조직은행으로 허가받을 수 있는 자는 의료법 제3조의 규정에 의한 의료기관, 조직에 관련된 사업을 주된 목적으로 하여 설립된 비영리법인, 조직가공처리업자, 조직수입업자로 규정하고 관리하도록 되어 있다.

1 구인회. 「인체조직 연구에 관한 윤리적 고찰」. 『윤리교육연구』 13:27-52. 2009.

인체조직의 정의

– 인체조직안전 및 관리 등에관한법률(시행 2011.10.8, 법률 제 10564호)

제3조(정의)–인체조직이라 함은 장기등 이식에 관한법률 제4조제1항의 규정에 의한 장기등에 속하지 아니하는 다음 각목의 1에 해당하는 것(이하 "조직"이라 한다)을 말한다.

가. 뼈 · 연골 · 근막 · 피부 · 양막 · 인대 및 건

나. 심장판막 · 혈관

다. 신체의 일부로서 사람의 건강, 신체회복 및 장애예방을 위하여 채취하여 이식될 수 있는 것으로 대통령령이 정하는 것.

– 돌랜드 의학사전의 정의에 의하면 인체조직은 일군의 특성화된 유사세포로 이루어진 집단으로 사용되나[2], 통상 조직의 출처는 다양한 조직 유형의 암 덩어리, 절단 물질, 이식과 관련된 장기, 출산 후 생기는 태반, 탯줄, 신체분비물, 그 외 쓸모없는 폐기물까지 포함한다.

– 장기등이식에관한법률(시행 2011.8.4, 법률 제 11005호)

제4조(정의) 1. '장기등'이라 함은 사람의 내장 그 밖에 손상되거나 정지된 기능회복을 위하여 이식이 필요한 조직으로서 다음 각 목의 어느 하나에 해당하는 것을 말한다.

가. 신장 · 간장 · 췌장 · 심장 · 폐

나. 골수 · 안구

다. 그 밖에 사람의 내장 또는 조직 중 기능회복을 위하여 적출 · 이식할 수 있는 것으로서 대통령령이 정하는 것

2 W. A. N. Dorland. *Dorland's Pocket Medical Dictionary* (23rd ed.). Philadelphia: Saunders. 1982.

2. 인체 조직물질의 분류와 이용

인체구성물은 인간의 몸을 구성하는 조직물질로 협의의 인체조직은 인체구성물만을 의미하는데 혈액, 골수, 제대혈, 피부, 각종 장기 조직 등이 포함된다. 인체에서 분비, 생산되는 것으로 재생가능성이 높은 모발, 손톱, 소변, 타액 등을 인체생산물이라고 분류하기도 한다.

의료폐기물이란 보건 · 의료기관, 동물병원, 시험 · 검사기관 등에서 배출되는 폐기물 중 인체에 감염 등 위해를 줄 우려가 있는 폐기물과 인체조직 등 적출물, 실험동물의 사체 등 보건 · 환경 보호의 측면에서 특별 관리가 필요하다고 인정되는 폐기물로서 대통령령으로 정하는 폐기물을 말한다. 폐기물관리법에 의해 처리되는 임신 4월 미만의 태아와 태반은 폐기물이 아니라 적출물로 간주된다. 그러나 임신 4개월 이후에 죽은 태아를 포함하여 시체는 장사 등에 관한 법률에 의하여 처리하게 되어 있다.

우리나라에서는 2004년 태반주사가 유행하였는데, 이 열풍과 관련된 기사를 살펴보면 주름을 팽팽하게 펴 준다고 하여 보톡스와 비교하거나 미백효과가 있다는 것부터 면역력이 증강되어 감기와 잔병치레를 덜어 주는 점, 건강관리 및 노화 방지, 입시 스트레스에 지친 학생에게 활력을 주고, 음주에 시달리는 남편, 갱년기 증상으로 고생하는 아내까지 간 기능 개선, 숙취 해소, 피로회복, 회춘, 성기능 강화에 이르기까지 만병통치약으로 묘사되어 있다. 폐기해야 할 사람의 태반을 이용하는 윤리적 문제에 대한 고민은 둘째로 치더라도, 세균의 감염으로 인한 안전성 문제를 비롯하여 치료약으로써 또는 치료보조제로서의 약효를 인정받지 못하였음에도 소비자 사이에서는 무분별하게 고가로 이용되고 있었다. 유용성 논란이 일자 식품의약품안전청은 2011년 1월 14일 수차례 임상시험을 거친 뒤 전체 인태반 유래 의약품에 대한 임상재평가 계획에 따라 6개 업체 6개 품목에 대하여 재평가 결과를 공시하였는데 한 제품만 유용성이 인정되어 공시되었고 나머지 2개 품목은 자료 미제출로 인하여 행정처분(허가취소)되었고, 3개 품목은 유용성이 불인정되었다. 유용성 불인정 품목에 대해서는 행정처분(허가 취소 및 시중 유통품에 대한 회수 폐기 등) 관련 절차가 진행되었으며, 관련 협회 등을 통해 같은 제품이 처방되는 일이 없도록 조치되었다.

치과 분야에서도, 인체유래물 이용과 연구를 보면, 골이식재를 들 수 있는데 치주수술, 임플란트 시술 시 골이식술이 요구되는 상황이 많다. 골이식재는 동종골, 이종골, 합성골, 자가골 이식재 등으로 분류하며, 동종골 및 이종골 이식재의 경우 광우병 등의 질병 감염 우려, 면역학적 거부반응 등의 단점이 있는 반면 인공합성골의 경우 질병 감염가능성은 없으나 빠른 흡수에 의한 결손부가 발생될 우려가 있고 생체 적합성 검증이 필요한 경우가 있다. 경조직 결손부 재건에서 자가골 이식은 골형성, 골유도, 골전도 능력을 모두 보유하고 면역 거부반응이 없고 빠른 치유능력을 보이나 채취량이 제한적이고 이식 후 흡수와 공여부의 이차 결손을 유발하는 단점이 있다. 자가골에 부합되는 골재생 능력을 가지면서 동종골, 이종골, 합성골의 단점을 극복할 수 있는 새로운 골이식재로 자가치아가 부상하게 되었는데 자가치아뼈이식이란 환자 자신의 치아를 이용하여 잇몸뼈 치료이식재를 만들어 치료하는 것으로[3] 이와 관련하여 자가치아뼈은행, 치아은행 등의 설립이 활성화되고 있다.

진단과 연구에 필요한 유전학적 검사에 대한 것, 검사 후 검체의 보관이나 재사용에 관한 모든 것이 2005년 1월 1일부터 시행되고 있는 '생명윤리 및 안전에 관한 법률(생명윤리법)'의 영향 아래 있는데 이 법은 2012년 2월 1일에 전부 개정되어 공포된 후 1년의 경과 기간을 거쳐 2013년 3월 2일 시행에 들어간다. 전부 개정한 이유는 배아 및 유전자 등에 관한 생명과학기술 분야에 한정되어 있는 생명윤리정책의 영역을 확대하여 인간 및 인체유래물에 관한 연구에 대해서도 생명윤리 및 안전기준을 적용함으로써 연구대상자 등의 권리

3 김수관. 「자가치아를 이용한 골이식재」. 『치의신보』 2010년 4월 19일. 제1830호. 24면.

와 건강을 보호하고, 국가 및 기관 생명윤리위원회 등 생명윤리 인프라 확대를 위한 법적 근거를 강화하며, 인체유래물은행 및 유전자검사기관에 관한 규정을 정비하는 등 현행 제도의 운영상 나타난 일부 미비점을 개선 · 보완하고자 하기 위함이다.[4]

전부 개정된 새 법에서 정의하는 인체유래물(人體由來物)이란 인체로부터 수집하거나 채취한 조직, 세포, 혈액, 체액 등 인체 구성물 또는 이들로부터 분리된 혈청, 혈장, 염색체, DNA, RNA, 단백질 등이다. 또 제2절에서 인체유래물

인체조직의 분류

• **인체구성물** human components

인체구성물은 인간의 몸을 구성하고 있는 조직물질로 협의의 인체조직은 인체구성물만을 의미하기도 한다. 인체구성물에는 혈액, 골수, 제대혈, 피부, 각종 장기조직, 치아, 뼈, 난자, 정자, 수정란 등이 포함될 수 있다.

• **인체생산물** human products

인체생산물은 인체를 구성하는 물질이 아니라 인체로부터 분비, 생산되는 것으로 재생가능성이 높고 채취와 폐기가 용이하다. 인체생산물에는 모발, 손톱, 소변, 대변, 각종 암, 종양조직, 수술 후 적출물, 타액, 위액, 담즙, 양수 등이 포함된다.

• **인체유래물** 人體由來物

생명윤리 및 안전에 관한 법률(시행 2013.2.2) 제2조 정의- 인체로부터 수집하거나 채취한 조직, 세포, 혈액, 체액 등 인체 구성물 또는 이들로부터 분리된 혈청, 혈장, 염색체, DNA, RNA, 단백질 등을 말한다.

4 류영준, 김한겸, 장세진. 「한국의 연구중심병원의 연구용 인체조직 관리체계 향상을 위한 제언」. 『대한의사협회지』. 2012;55(3):292-303.

은행의 허가 및 신고 사항을 규정하고, 인체유래물은행이 인체유래물연구에 쓰일 인체유래물을 직접 채취하거나 채취를 의뢰할 때 인체유래물을 채취하기 전에 기증자로부터 서면동의를 받도록 규정하고 있으므로 앞으로는 인체유래물연구에서도 이 법이 적용될 전망이다.

연구의 상업화와 그에 따른 부작용의 가능성은?

1. 대학 연구를 지원하는 기금의 다양화

연구의 상업적 이해관계를 보면 미국의 경우 연방정부가 지원한 연구의 상업적 개발을 촉진하기 위해 베이 돌Bayh-Dole 법[5], 스티븐슨 와이들러 기술혁신법Stevenson-Wydler Technology Innovation Act[6]이 1980년 통과된 데 이어 1986년 연방기술이전법Federal Technology Transfer Act[7]이 제정되었다. 베이 돌 법의 골자는 대학과 비영리기구가 연방자금의 지원을 받아 얻어낸 발명과 발견에 대해 특허 출원을 허용했고, 대학연구를 지원하는 기업들에 상당한 조세 혜택을 준 것이다. 연방기술이전법은 국립보건원의 과학자들을 포함해 연방시설에 근무하는 연구자들이 자신의 발명을 특허출원할 수 있도록 허용했고, 이로써 그들이 연방정부로부터 받는 봉급보다 매년 15만 달러 이내에서 특허 수입을 가질 수 있는 것이 인정되었다. 정부 연구자들이 이윤을 목적으로 하는 기업과 상업적 계약(이는 협력적 연구개발 계약이라고 불린다.)도 맺을 수 있도록 허용했다. 이 결과 정부의 연구비 지원은 상대적으로 크게 증가하지 않은 반면, 대학에 대한

5 35 U.S.C. §§200-211.

6 15 U.S.C. §§3701-3714.

7 연방기술법은 스티븐슨 와이들러 기술혁신법을 개정한 것이다. 15 U.S.C. §§3701-3714.

기업의 연구비 지원은 급증하여 1974년 미화 500만 달러에서 21세기에는 수천 억 달러에 이르게 된다.

2. 임상의사에게 상업적 이익의 가능성을 준 특허권

연구의 새로운 동기로 특허권을 들 수 있는데 1980년대 들어 법률 환경이 크게 변화하면서 환자의 진단검사와 치료법 개발에 힘쓰던 과학자, 임상의사들에게는 이런 순수한 직업적 동기 외에 엄청난 상업적 이익의 가능성이라는 완전히 새로운 동기가 부여되었다. 자신이 발견한 유전자에 대해 특허를 얻을 수 있게 되었기 때문이다. 예를 들면 마크 스콜닉이 유방암 유전자를 발견한 후 설립한 회사 미리어드 지네틱스Myriad Genetics가 이에 대한 특허를 갖고 있기 때문에 이제는 미리어드 사(社)의 허가 없이는 누구도 유방암 유전자의 변이에 대한 유전자 검사를 할 수 없다.

전부 개정된 생명윤리법이 시행되기 전에는 인체조직이나 인체유래물을 상업적으로 또는 연구용으로 활용하거나 치료제로 이용한 예가 많다. 우선 제대(탯줄)혈액의 보관을 들 수 있다. 1991년 미국 회사 바이오사이트Biocyte는 신생아의 제대혈에 있는 줄기세포를 냉동 보관하는 방법을 특허 출원하였는데 유럽에서의 특허는 무효가 되었지만 미국 특허는 여전히 발효 중이다. 제대혈 회사는 사설은행을 만든 후 미래에 대비하는 일종의 보험으로 장차 부모가 될 사람들이 아기의 탯줄혈액을 사적으로 보관하도록 부추기는 추세다. 신생아가 장래에 자신의 탯줄혈액을 필요로 하게 될 확률은 1/20,000이 채 안 된다고 하는데도 자신의 아기가 병에 걸리는 경우를 대비하고 싶은 것이 부모의 마음인 것이다. 한때 쓸모없는 것으로 버려졌던 인체물질인 제대혈이 이제 인기 있는 임상재산이 되었고, 몸의 상업화와 치료를 위한 공평한 신체조직의 분배 사이에 긴장관계를 나타내는 대상이 되었다.[8] 우리나라에도 20여 개 이

8 G. J. Annas, "The legal status of placental blood banking." *New England Journal of Medicine*

상의 제대혈은행이 있다.

연구개발에 따른 개인의 특허출헌 허용과 기업으로 연구비를 지원받을 수 있는 상업적 이해관계에 따른 부작용을 고려해 보면 의사들이 자신의 목적을 위해 환자들을 이용하는 사태를 야기할 수 있는데 예를 들면 가치 있는 신체조직을 얻으려는 생각에 환자 치료에 필요한 수준 이상의 신체적 위험을 겪게 할 수 있다는 것이다. 연구자들은 자신이 연구 중인 검사나 치료법에 어떤 문제가 있을지 공개하지 않았을 수 있으며, 인체실험에 요구되는 승인 절차를 거치지 않았을 수도 있고, 환자에게 나타난 부작용을 공표하지 않았을 수도 있다. 연구 결과와 경제적 이해관계가 있는 기업이 대학의 연구를 지원했을 경우에는 기업이 자신에게 불리한 결과를 발표하지 못하게 할 수도 있다. 이러한 경제적 이해관계를 지닌 의사나 기관들은 치료를 받아야 하는 수동적 위치에 있는 사람들의 결정에 영향을 미칠 수도 있는 것이다. 또한 상업적 목적으로 개인의 신체조직을 채취하는 것은 그 사람의 개인적 혹은 종교적 신념을 침해할 수 있다.

인체조직을 상업적으로 활용할 때 발생할 수 있는 또 다른 문제점으로는 공중보건상의 문제를 들 수 있다. 만약 제공자의 신원을 공개하지 않고 사람의 신체조직을 상품으로 판매할 경우 위험은 거의 재앙이 될 수 있다. 한 예로 뇌의 뇌경막 조직으로 만든 '라이오듀라Lyodura'라는 제품은 신경외과에서 손상된 조직을 대체하는 목적으로 주로 사용되었으나 뇌경질막 이식을 통해 마흔세 명의 환자가 크로이츠펠트-야코프병Creutzfeldt-Jacob disease, CJD으로 사망하자 라이오듀라의 발매를 중단하였다.[9] 영국에서도 유사한 사건이 일어났는데 배란촉진주사를 맞은 불임여성 중 일부가 크로이츠펠트-야코프병으로 사망한 것이다. 이 밖에 혈액성분제제 사용에 의한 AIDS감염을 들 수 있다. 우리나

340, 1999:1521-1524.

9 A. Ault. "Brain grafts could pass on disease." *Reuters World Report*, October 6, 1997.

라에도 인체조직이 유통된 사건이 있었다. 2002년 9월 인천지방검찰청 강력부는 암, B형 간염 등에 걸린 시신의 뼈를 가공하여 수도권 300여 개 치과 및 정형외과에 판매한 치과의사 엄 씨를 구속하였다. 이들은 16구의 시체에서 10억 원어치의 인체조직을 채취, 가공해 이 중 6억 원어치를 판매하였다.[10]

내 몸에서 나오는 것은 나의 것인가?

1. 인체유래물을 사물로 취급할 수 있는가?

인체유래물을 사물로 취급할 수 있을 것인지에 대하여 재생가능성, 인간정체성, 폐기용이성, 채취 시 침습가능성 등의 네 가지 요인[11]을 고려해 볼 수 있다. 재생가능성은 그 조직이 채취되거나 공여자로부터 제거된 후 다시 새로운 물질로 대치될 수 있는지를 의미하는 개념이고, 인간정체성은 그 조직이 공여자의 인격적 전체성을 얼마나 반영하는지, 통념적으로 그 조직으로부터 이것이 인간에게 속한 것임을 얼마나 연상할 수 있는가를 표현하는 도구적 개념이라고 할 수 있다. 채취 시 침습가능성은 해당 조직을 채취 추출하기 위해 공여자에게 얼마만큼의 신체적 · 정신적인 부담, 혹은 피해를 주는가를 의미하고, 폐기용이성은 해당 조직을 얼마나 쉽게 폐기할 수 있는가를 의미한다. 인간조직을 앞에 열거한 네 가지 요인에 근거하여 분류해 보면 재생가능성이 높고, 인간정체성과 침습가능성이 낮으며, 폐기의 용이성이 높은 인체조직

10 『신동아』. 2002년 11월호(통권 518호), 322-330쪽. Available from http://shindonga.donga.com/docs/magazine/shin/2002/11/04/200211040500020/200211040500020_5.html (검색일자 2012년 6월 13일)

11 권복규. 「인체조직물의 연구 목적 활용과 관련된 윤리적 문제」. 『의료 · 윤리 · 교육』 2003:6(1).

물, 예를 들면 모발은 사물에 가깝게 취급할 수 있을 것이다. 반대로 재생가능성이 낮고 인간정체성과 침습가능성이 높은 인체조직물을 사물로 취급하기는 힘들다. 치아 뼈 등의 인체구성물은 재생가능성과 폐기용이성은 낮고, 인간정체성과 침습가능성이 높다고 볼 수 있다.

2. 인체유래물의 재산권을 행사할 수 있는가?

우리나라에서는 인체조직과 인체유래물을 이용하여 연구할 때 주인에게 동의를 구해야 하는가 하는 윤리적 문제가 2013년 시행될 생명윤리법에 따라 서면동의를 받도록 규정되어 있다. 더불어 연구결과의 상업화와 특허로 인한 금전적 이득이 커지게 됨에 따라 법적 문제가 대두되고 있으며, 이에 대한 고민을 함께해 보아야 할 시점이다.

한편 인체조직은 개인의 소유이므로 인체에서 분리된 인체유래물도 개인의 소유가 인정되고 이로 인한 재산권을 행사할 수 있는지 하는 점에서 문제가 생길 수 있다. 인체조직의 소유권에 대한 미국 판례(존 무어 대 캘리포니아 대법원, 1990)를 참고하면 인체조직의 재산권을 인정하지 않는다.[12] UCLA의료센터의 데이비드 골디David Golde와 셜리 콴Shirley Quan은 털세포백혈병이라는 희귀병을 앓고 있던 존 무어John Moore를 치료하던 의사들인데, 이들은 존 무어의 몸에 생성된 새로운 항체를 환자에게 알리지도 않은 채 추출, 배양하여 상품화했고 특허를 출원하여 제네틱스 연구소와 계약까지 맺었다. 무어는 치료가 끝난 후에도 계속된 UCLA의료센터 방문 요구와 연구동의서 작성 요구에 의문을 품고 법률 자문을 구하게 되었다. 그리고 자신의 세포를 무단으로 이용한 것에 대하여 재산권 침해로 병원과 의사를 고소했다. 캘리포니아 주 대법원은 신체조직이 자기 소유이며, 연구자가 자신의 세포를 허가 없이 도용했다는 무

12 Moore v. Regents of the University of California (51 Cal. 3d 120; 271 Cal. Rptr. 146; 793 P.2d 479). Available from http://en.wikipedia.org/wiki/Moore_v._Regents_ of_ the_University_of_California (Accessed May 31, 2012)

어의 주장을 받아들이지 않았고, 무어는 무어의 인체유래물에 대해 재산권을 행사할 수 없으며 이로부터 나온 수익은 의사와 생명공학회사에 귀속된다고 판결함으로써 병원과 의사의 손을 들어 주었다. 그러나 캘리포니아 주 대법원의 판사들은 무어의 신체조직에 대한 재산권 인정은 거부했지만 의사가 환자의 건강과 무관한 활동에 대해서는 환자에게 미리 고지해야만 한다는 법률적 단서 조항은 남겨 두었다. 의사가 환자의 건강과 무관한 개인적 이해관계를 가지고 있고, 그것이 연구에 관한 것이건 경제적인 것이건 의사의 판단에 영향을 미칠 수 있다면, 이를 환자에게 밝힐 의무가 있다고 한 것이다. 인지된 동의를 얻지 않고 수탁자의 신의성실의무(fiduciary duty, 의사가 환자의 이익을 무엇보다 우선해야 하는 책임)를 위반한 점에 대해서는 무어가 담당 의사를 고소할 권리가 있음을 인정한 것이다. 1990년의 이 판결은 새로운 기술이나 약물에 대한 특허권으로 인하여 생기는 많은 수입과 연관된 것으로, 재판 결과가 의학연구자에게 많이 치우친 것이라는 비판과 함께 이에 대한 개선도 요구되고 있다.

3. 인체조직 세포의 의학적 활용과 수익 배분

인체조직 세포의 의학적 활용과 그 혜택의 수익 배분과 관련된 다른 예를 보면 헬라HeLa세포를 들 수 있다.[13] 헬라세포는 1951년 조지 가이George Guy 박사가 서른한 살의 나이에 자궁경부암으로 사망한 헨리에타 랙스Henrietta Lacks라는 여성의 암에서 떼어 낸 세포를 배양한 것이다. 헬라세포는 정상세포보다 빠른 속도로 자라며 적절한 배양분만 있으면 증식을 멈추지 않는 불멸의 세포이다. 조지 가이박사는 헬라 세포주를 연구 목적에 사용할 사람에게 무료로 나누어 주었는데 그중 한 명인 조나스 솔크Jonas Salk 박사는 1954년 헬라세포를 이용해 소아마비 백신을 발명하였다. 지금까지도 이 헬라세포를 이용한 많은 연

13 레베카 스클루트 저. 김정한 역. 『헨리에타 랙스의 불멸의 삶』. 문학동네. 2011.

구논문이 발표되고 있다. 랙스가 사망한 지 20년이 지난 1970년대, 그 자녀들은 헬라세포의 유전적 특성을 아는 데 자녀들의 혈액이 필요하므로 혈액을 기증해 달라는 연락을 받게 됨으로써 자신들의 어머니에서 떼어 낸 암세포가 연구에 널리 사용되는 것을 알게 되었다. 헬라세포 배양에 성공한 조지 가이 박사는 특허를 신청하지 않았고 이 세포를 이용하여 금전적 이익을 얻지도 않았다. 헨리에타 랙스의 전기를 쓴 레베카 스쿨르트는 책에서 랙스가 수많은 연구를 가능하게 하였으나 정작 다섯 명의 자녀를 두고 서른한 살의 나이에 일찍 세상을 뜬 뒤 그의 가족은 미국에서 의료보험도 없이 어렵게 생활하면서 금전적 이익의 공유에서 소외되는 모순을 지적하였다. 이익을 공유한다면 본인과 해야 하는가 아니면 이익을 공유하게 된다면 그 후손에게까지 계속되어야 하는지도 고민해 볼 필요가 있는 문제다. 또한 인체유래물이 자기 자신의 치료 목적을 위한 이용이 아니라 연구에 활용되고 상업화에 이용되어 연구자나 회사에 상당한 금전적 이득이 귀속될 때 인체유래물의 주인에게는 어떤 보상이 따라야 하는 것인지에 대한 논의는 지속되어야 한다.

4. 신체기증의 범위는 어디까지인가?

혈액이나 장기기증을 하는 것처럼 질병을 치료하고 생명을 구한다는 의미의 순수한 기증만 가능하게 할 것인가? 장기기증의 경우 우리나라에서는 법률로 매매를 금지하고 있다. 하지만 수요와 공급의 균형이 이루어지지 않아 실제로는 많은 사람이 해외에서 장기 이식 수술을 받고 있으며, 수술 후 관리가 제대로 이루어지지 않아 한국에서 다시 재수술을 받거나 감염 치료를 하는 등의 부작용이 많이 발생한다. 장기기증처럼 채취가 어렵지 않고 재생가능성이 높으며, 인간정체성을 느끼기 어렵고, 채취 시 침습성이 적어 채취하기 쉬운 인체유래물, 예를 들면 유치, 모발, 타액 등 어차피 폐기되는 사물을 이용하여 질병 기전 연구, 진단 키트나 치료제를 개발한다면 이는 어차피 폐기되는 것이므로 보상 없이 사용하는 것이 당연한 것인가? 수익이 있을 때 수익의 일부나 전부를 연구에 재투자하게 하는 것이 연구발전을 위하여 좋은 것인가? 만약 인체유래물의 주인에게 보상해야 한다면 어떻게 할 것인가? 금전적 보상이나 세금탕감 또는 사용할 때마다 요금을 지불하는 식의 로열티 방식을 취한 보상 방법 등 다양한 방법에 대한 토의가 이루어져야 하며, 나아가 이러한 직접 보상제도는 수익 추구자를 양산하여 결국 과학 발전을 저해할 것이라는 부정적인 견해를 어떻게 무마할 수 있을지도 풀어야 할 문제로 지적된다.

이제 국내에서도 인체유래물의 연구에서 기증자의 의사를 존중하고 서면 동의를 받는 등 법적 규정을 갖추어 가고 있다. 그러나 순수 기증자에게도 혜택이 배분되는 문제, 연구자의 자유로운 연구 활동을 보장하고 연구를 독려하는 분위기의 조성, 엄청난 상업적 이익이 있을 경우 이익을 배분하는 문제에 대한 고민, 그리고 이에 대한 다양한 방법을 모색하는 토론이 더 활발히 전개되어야 할 것이다.

2013년 시행되는 인체유래물 관련 법령

[생명윤리 및 안전에 관한 법률] 시행 2013.2.2.

제2절 인체유래물은행

제41조(인체유래물은행의 허가 및 신고)

① 인체유래물은행을 개설하려는 자는 대통령령으로 정하는 바에 따라 보건복지부장관의 허가를 받아야 한다. 다만, 국가기관이 직접 인체유래물은행을 개설하고자 하는 경우는 제외한다.

② 제1항에도 불구하고 다른 법령에 따라 중앙행정기관의 장으로부터 연구비 지원의 승인을 받아 인체유래물은행을 개설하려는 경우에는 그 중앙행정기관의 장으로부터 연구비 지원의 승인을 받은 후 보건복지부장관에게 신고하면 제1

항에 따른 허가를 받은 것으로 본다. 이 경우 그 중앙행정기관의 장은 미리 보건복지부장관과 협의하여야 한다.

③ 제1항 및 제2항에 따라 개설된 인체유래물은행이 대통령령으로 정하는 중요한 사항을 변경하거나 휴업 또는 폐업하려는 경우에는 보건복지부장관에게 신고하여야 한다.

④ 인체유래물은행의 시설 · 장비 기준 및 허가 · 신고 절차, 그 밖에 필요한 사항은 대통령령으로 정한다.

제42조(인체유래물 채취 시의 동의)

① 인체유래물은행은 인체유래물연구에 쓰일 인체유래물을 직접 채취하거나 채취를 의뢰할 때에는 인체유래물을 채취하기 전에 인체유래물 기증자로부터 다음 각 호의 사항이 포함된 서면동의를 받아야 한다.

1. 인체유래물연구의 목적(인체유래물은행이 인체유래물연구를 직접 수행하는 경우만 해당한다)
2. 개인정보의 보호 및 처리에 관한 사항
3. 인체유래물등이 제공되는 연구자 및 기관의 범위에 관한 사항
4. 인체유래물등의 보존, 관리 및 폐기에 관한 사항
5. 동의의 철회, 동의의 철회 시 인체유래물등의 처리, 인체유래물 기증자의 권리나 그 밖에 보건복지부령으로 정하는 사항

② 인체유래물은행은 제1항에 따른 서면동의를 받기 전에 인체유래물 기증자에게 제1항 각 호의 사항에 대하여 충분히 설명하여야 한다.

③ 제1항에 따른 서면동의를 위한 동의서의 서식 등에 관하여 필요한 사항은 보건복지부령으로 정한다.

[생명윤리 및 안전에 관한 법률] 시행 2013. 2. 2.

07 다시 살펴보는 연구윤리

1. 자가치아 골이식재의 향후 발전 방향은 무엇이며, 그 문제점에는 무엇이 있을 수 있는가?

2. 인체조직이 상업제품으로 간주될 때 생길 수 있는 법적 책임에는 무엇이 있을 수 있는가?

08

연구 부정행위의 예방과 검증

진 보 형

08장에서 주로 다루는 내용

연구 부정의 개념을 설명하고, 연구 부정행위의 범위에 대해서 살펴본다. 연구 부정행위의 예방과 사후 검증 체계 구축에 대해 이해하도록 하며, 연구 부정행위의 검증과 검증 절차에 대해 알아본다.

신뢰에 기반을 둔 과학연구는 책임감 있는 연구와 더불어서 우리 연구 사회에서 가장 필요한 항목이다. 그러나 우리의 현실에서는 연구의 부적절한 행위나 연구 부정행위가 드물지 않게 보고되고 있다.

연구 부정행위는 '연구 제안, 연구 수행, 평가, 결과 발표에서 날조fabrication, 변조falsification, 표절plagiarism'이라고 정의된다[1]. 연구 부정행위로 규정되는 최소한의 조건은 의도적intentionally으로 시행되었거나, 알면서 고의적knowingly으로 행해졌거나, 부정행위 여부에 개의치 않은recklessly 경우로 규정되며, 동시에 이러한 행위가 해당 학계에서 수용되는 일반적인 연구 행위에서 심각하게 벗어난 경우여야 한다.

연구 부정행위의 범위와 구분[2]

연구 부정행위란 연구자(들)이 연구개발과제의 제안, 연구 개발 수행, 연구 개발 결과의 보고 및 발표 등에서 행한 위조, 변조, 표절, 부당한 논문 저자 표시 행위 등을 말한다. 연구 부정행위는 대략 표 8-1과 예시 8-1처럼 세 가지로 구분한다.

1 미국 백악관 과학기술정책국(Office of Science and Technology, OSTP). 「연구부정행위에 대한 연방정부 지침(Federal Policy on Research Misconduct)」. 워싱턴. 2000.

2 「연구윤리 확보를 위한 지침」. 교육과학기술부 훈령. 2008. 7. 28.

표 8-1 연구 부정행위와 연구 부적절 행위

연구 부정행위	연구 부적절 행위
연구를 제안하고 수행하면서 그 결과를 발표하는 과정에서 발생하는 위조, 변조, 표절	
일차자료와 이차자료를 고의로 위조, 변조	개인 이익을 위해 고의적으로 연구데이터의 일부를 과장, 축소하여 진실하지 않은 결론에 도달하는 행위
실수에 의한 연구데이터의 오류	정확한 연구데이터이나 연구자 개인의 이익을 위하여 고의적으로 연구결과 왜곡

• 위조 fabrication 란?

존재하지 않는 데이터나 연구 결과를 허위로 만들고 이를 기록하거나 보고하는 행위

• 변조 falsification 란?

연구와 관련된 재료, 장비 및 과정 등을 조작 / 설문조사의 설문자 의견을 조작하여 연구 결과 변경, 누락으로 연구 내용이 진실에 부합되지 않게 하는 것

• 표절 plagiarism 이란?

의도적이든 비의도적이든 일반적 지식이 아닌 타인의 아이디어나 저작물을 적절한 출처 없이 자신의 것처럼 부당하게 사용하는 학문적 부정행위[3]

3 「"한국학술단체총연합회"의 연구윤리 지침」. 2010.1 발표.

예시 8-1

'연구 부정행위'에 해당되는 사례

1. 이미 발표되었거나 출간된 타인 연구데이터의 전부 또는 일부를 인용 없이 그대로 사용하거나, 다른 형태로 변화시켜 사용하는 경우로 '연구 부정행위'에 해당된다.
2. 이미 발표되거나 출간된 타인의 연구 결과 중 핵심 개념의 전부 또는 일부를 인용 없이 본인의 연구 개념처럼 발표, 출간한 경우(사용 언어, 문장, 표현이 다른 경우에도 해당됨)로 '연구 부정행위'에 해당된다.
3. 연구계획서, 제안서, 강연 자료 등과 같은 타인의 미출판물에 포함된 핵심 아이디어나 문장, 표, 그림 등을 적절한 출처표시 없이 사용한 경우에도 '연구 부정행위'에 해당된다.

그러나 이미 발표된 타인의 연구 결과가 이미 교과서 또는 공개적으로 출간된 데이터 파일에 게재되어 일반적 지식으로 통용되는 경우에는 인용하지 않고 연구논문이나 저서에 사용하여도 연구 표절에 해당되지 않는다.

그 밖에도 독창성이 인정되지 않는 타인의 표현 또는 아이디어, 여러 개의 타인 저작물의 내용을 편집하였더라도 소재 선택 또는 배열에 창작성이 인정되는 출처표시를 한 편집저작물 등은 표절에 포함되지 않는다.

그러므로 이러한 표절을 피하기 위해서는 타인 논문에서 연속적으로 두 문장 이상을 인용 없이[4] 동일하게 발췌하여 사용하지 않도록 하며, 논문 또는 저서로 출간하는 경우에 타인이 이미 발표한 연구 내용을 발췌하여 사용할 때에도 적절한 인용부호를 사용하여 인용하여야 한다.

4 정성조는 한 문장(보통 0~20개 단어)에서 7개 이상의 단어가 중복이면 표절이라고 주장한다. 「창작과 표절의 기준」. 서울대학교 법학. 2003. 44(1):107-140.

자기 연구(논문)와 관련된 부정행위

연구자 자신의 논문과 연구를 부당하게 사용하는 것도 타인의 논문과 연구를 부당하게 사용하는 것만큼 중요하다. 자기 논문과 연구의 일부를 표절하는 '자기 표절'과 자기의 학술적 저작물을 부당하게 사용하는 '중복 게재'를 살펴본다.

1. 자기 표절이란?

자기 자신의 논문 일부를 표절하는 '자기 표절' 혹은 '자기 복제'는 이미 자신이 쓴 논문의 일부나 전부에 대해 출처를 밝히지 않고, 자신의 다른 논문에 포함시키는 것이다. 일반적으로 과학기술논문에 나타난 대부분의 표절이 이에 해당하는데, 자신의 이전 논문 주제와 연관된 계속된 논문을 저술할 경우 서론의 배경 부분 등을 전문 도용Photo-copy하는 것이다. 특히 학술대회의 발표논문의 경우 추가 연구를 통해 완결된 형태로 전문 학술지에 제출할 때 많이 발생하는데 학술대회 논문도 저작권copyright이양 동의서를 제출하는 경우에는 학술대회 발표논문도 학술지 발표와 동일한 출판물로 인정해야 한다. 따라서 이와 같은 전문 도용은 지양해야 한다.[5]

2. 중복 게재란?

연구자 자신의 이전 연구 결과와 동일하거나 실질적으로 유사한 학술적 저작물을 처음 게재한 학술지 편집자나 저작물 저작원자의 허락 없이 또는 적절한 출처표시 없이 다른 학술지나 저작물에 사용하는 학문적 행위를 말한다.

---

5 최창순. 「잘못된 관행. 표절의 생태학 2」. 『교수신문』. 2006년 9월 15일 자.

예시 8-2

중복게재에 포함되는 유형

1. 연구자가 본인의 동일 또는 유사한 가설, 자료, 논의(고찰), 결론 등에서 상당 부분 겹치는 학술적 저작물을 적절한 출처표시 없이 동일 언어 또는 다른 언어로 중복하여 게재한 경우 이는 중복게재로 '연구 부적절 행위'에 해당한다.
2. 대부분의 연구데이터가 같고 대부분의 문장이 같은 경우에도 중복게재에 해당할 수 있다. 중복게재는 통상적으로 논문의 경우만 해당되나, 학위논문의 경우는 예외로 한다.
3. 이미 게재된 자신의 학술적 저작물의 일부라도 적절한 출처표시 없이 그대로 사용하는 경우에도 중복게재에 해당한다.
4. 하나의 논문으로 발표해야 할 내용을 여러 논문으로 고의로 나누어 게재한 경우(단, 연속 논문은 제외)에도 중복게재에 해당한다.

예시 8-3

중복게재에 포함되지 않는 유형

1. 동일한 언어를 사용하여도 독자가 전혀 다른 경우. 즉, 자신의 학술적 저작물을 인지할 수 없는 다른 독자군을 위해 일차(1차)와 이차(2차)출판 학술지 편집인 양자의 동의를 받아 출처를 밝히고 게재한 경우 또한 동일한 연구결과를 다른 언어로 다른 독자에게 출간할 때 원논문을 인용한 경우
2. 연구자가 자신의 선행연구에 기초하여 논리와 이론 등을 심화 발전시켜 나가는 연구과정(국내외 학술대회에서 발표한 후 출판된 논문 및 자료의 경우 포함)에서 적절한 출처표시를 한 후속 저작물
3. 이미 발표된 자신의 학술적 저작물을 모아서 출처를 표시하여 저서로 출판하는 경우
4. 자신의 학술적 저작물의 내용을 연구업적에는 해당하지 않는 출판물(예: 대중서, 교양 잡지)에 쉽게 풀어쓴 경우
5. 기타 관련 학계 또는 동일 분야 전문가들 사이에 중복게재가 아닌 것으로 현저하게 평가되고 있는 경우

3. 이차출판이란?

중복게재와 구별되는 이차출판secondary publication에 대해 홍성태는 동일한 내용의 논문을 둘 이상의 서로 다른 학술지에 발표 또는 출판하는 행위로서 연구자의 특별한 연구 기여에 대해 아래의 요건이 충족되어야만 정당화된다고 하고 있다.[6]

예시 8-4

이차출판에 해당되는 경우

- 저자는 두 학술지의 편집인 승인 모두 필요
- 출판 시기와 관련하여 전후의 논문이 최소한 일주일의 간격이 있을 것
- 이차출판 논문은 원출판 독자와 상이할 것
- 이차출판 논문에 원출판의 자료와 그 해석이 정확히 제시되어 있을 것
- 이차출판 논문은 가급적 축약본이며 내용과 결론이 원논문과 같아야 함
- 이차출판된 논문의 표지 각주에는 반드시 원논문과 이차출판이 명시될 것[7]

논문저자의 자격과 저작권

부당한 논문저자 표시는 연구 내용 또는 결과에 대하여 과학적 · 기술적 공헌 또는 기여를 한 사람에게 정당한 이유 없이 논문저자 자격을 부여하지 않거나 과학적 · 기술적 공헌 또는 기여를 하지 않은 자에게 감사의 표시 또는

6 홍성태. 「중복과 이차 출판」. 대한의학학술지편집인협의회(KAMJE) 워크숍 발표자료. 2006. 참조, http://kamje.or.kr

7 각주의 예는 다음과 같다. This article is based on a study first reported in XXX. 2006. 60(5):735.

예우 등을 이유로 논문저자 자격을 부여하는 행위를 말한다. 이를 근절하기 위해 연구 결과를 발표할 때 저자권을 부여하는 것에는 중요한 의미가 있다.

1) 저자의 자격

논문의 저자가 될 수 있는 사람은 연구를 기획하고 수행하며 결과를 도출하는 데 관여한 사람들로 데이터를 얻고 이와 관련된 정보를 취합하며 이를 통해 연구의 결론을 도출하고, 새로운 방향의 이론이나 패러다임을 끌어내는 데 관여한 구성원이다. 국제 의학학술지 편집인위원회International Committee of Medical Journal Editor, ICMJE에서는 다음과 같은 저자의 요건을 제안한다.[8]

- 저자는 논문의 구성 및 설계, 자료 수집 혹은 분석과 해석에 관여한 자
- 논문의 초안이나 주요 사항에서 검토, 수정, 보완한 자
- 논문 최종본을 퇴고 또는 승인한 자

국제 의학학술지 편집인위원회에서는 연구비만 수주하거나, 자료만 수집하거나, 연구 관리만 담당한 사람은 저자 대상에서 제외시키고 감사의 글로 표현하도록 하였다.

2) 저자의 순서

저자의 순서에 대해 현재까지 합의된 원칙은 없다. 그러나 일반적으로 연구책임자는 저자 중 맨 뒤에, 연구에 대한 기여도가 가장 큰 자는 제일 앞에 둔다. 논문의 책임 및 최종 승인을 하는 저자를 교신저자라 하며 보통 제1저자나 해당 논문을 최종 승인한 지도교수 혹은 과제 책임자가 담당한다. 교신저

8 International Committee of Medical Journal Editor(ICMJE). www.icmje.org/ethical_1author.html (Accesseed May 30, 2010)

자는 공동저자의 포함 여부 및 저자 순서 결정, 공동저자들의 최종 논문을 회람, 그리고 공동저자에게 투고 사실을 알려 확인받아야 한다. 논문 심사 후 수정을 해야 하는 경우에도 공동저자에게 알려 승인을 받아야 한다.

일반적으로 저자 목록에 오른 사람들은 논문 발표의 공을 인정받는 동시에 연구결과에 대한 책임을 져야 한다. 그러므로 저자 결정 기준에 합당한 사람만이 저자에 포함되어야 하고 저자의 결정은 연구 결과 발표 때까지의 연구 기여도에 따라 결정하게 된다.

연구 부정행위의 검증과 검증 절차

연구자는 고의성 없는 실수, 연구 부정행위 등을 해당기관에 신속히 보고하고 시정해야 한다. 이와 관련된 기관이 연구진실성위원회다. 서울대의 사례에 비춘 연구진실성위원회의 업무와 연구 부정행위 처리 절차를 소개한다.

• **오류의 시정**

고의성 없는 실수에 의해 잘못된 연구 결과가 발표된 경우, 연구자는 이를 신속히 시정할 의무를 지닌다. 의무를 고의적으로 지연, 방치할 경우 연구 부적절 행위에 해당한다.

• **연구 부정행위 보고**

연구 부정행위, 연구 부적절 행위에 대한 제보, 부정행위를 묵인, 방조, 은폐할 경우 연구 부적절 행위에 해당

1) 연구진실성위원회[9]

연구 부정행위를 미연에 방지하고 이미 일어난 연구 부정행위의 경우 이를 조사 처리함으로써 연구의 진실성 추구에 기여하고자 하는데 여기서 주로 관장하는 업무는 다음과 같다.

- 예비조사 및 본조사 수행에 관한 사항
- 본조사위원회의 조사결과의 승인에 관한 사항
- 재심의 요청의 처리에 관한 사항
- 교내 제보가 보호를 위한 조치에 관한 사항
- 교내 연구 부정행위 및 연구 부적절 행위의 예방을 위한 각종 조치에 관한 사항
- 기타 위원장이 부의하는 사항

2) 연구 부정행위 처리 절차[10]

서울대학교의 경우 연구 부정행위와 관련된 제보가 접수되면 다음의 절차에 따라 연구윤리위원회의 연구진실성위원회에서 조사를 실시한다. 일반적으로 부정행위의 검증 절차는 예비조사, 본조사 및 판정의 단계로 진행된다.

- 예비조사는 부정행위의 혐의에 대하여 공식적으로 조사할 필요가 있는지 여부를 결정하기 위한 절차로 신고 접수일로부터 10일 이내에 구성하고, 18일 이내에 예비조사 결과 보고서를 작성하여야 한다. 예비조사 결과 피조사자가 혐의를 모두 인정한 경우에는 본조사 절차를 거치지 않고 바로 판정을 내릴 수 있으며, 증거자료에 대한 중대한 훼손 가능성이 있다고 판단되는 경우에는 조사위원회 구성 이전에도 해당 연

9 서울대학교 연구윤리(Research Ethics of SNU). http://snuethics.snu.ac.kr (검색일자: 2012.5.31)

10 서울대학교 연구진실성위원회 규정(개정판). 2008. 2. 참조, http://www.cre.or.kr

구기관장의 승인을 얻어 증거자료 보전을 위한 조치를 취할 수 있다. 제보자는 예비조사 결과에 대해 불복하는 경우 통보를 받은 날로부터 30일 이내에 연구지원기관에 이의를 제기할 수 있다.

- 본조사는 부정행위의 혐의에 대한 사실 여부를 입증하기 위한 절차를 말하며, 조사위원회 등을 구성하여 진행하여야 한다. 조사위원회는 제보자와 피조사자에게 의견진술의 기회를 주어야 하며, 본조사 결과에 대해서도 이의 제기 및 변론의 기회를 주어야 한다. 당사자가 이에 응하지 않을 경우에는 이의가 없는 것으로 간주한다.
- 연구 부정행위의 제보자는 반드시 연구 부정행위를 저지른 자와 직접적인 관련이 있을 필요는 없으며, 다른 당사자나 목격자로부터 부정행위 사실을 듣거나 관련 증거 자료를 넘겨받아 대신 제보할 수 있다. 제보자는 구술, 서면, 전화, 전자우편 등 가능한 모든 방법으로 제보할 수 있으며 실명으로 제보하는 것이 원칙이다. 만일 익명으로 제보하고자 한다면 서면 또는 전자우편으로 연구과제명 또는 논문명, 구체적인 부정행위의 내용과 증거를 포함하여 제보하여야 한다. 제보자는 제보를 이유로 징계 등 신분상의 불이익, 근무조건상의 차별, 부당한 압력 또는 위해들을 받지 않는다. 만일 제보자가 부정행위의 신고 이후에 진행되는 조사 절차 및 일정에 대해 알고자 할 경우 제보 접수 기관 또는 검증기관에 알려 줄 것을 요청할 수 있다.

일반적으로 서울대학교의 경우 그림 8-1과 같은 연구 부정행위 처리 절차에 따라 검증하게 된다.[11]

11 서울대학교 연구윤리(Research Ethics of SNU). http://snuethics.snu.ac.kr (검색일자 2012.6.7)

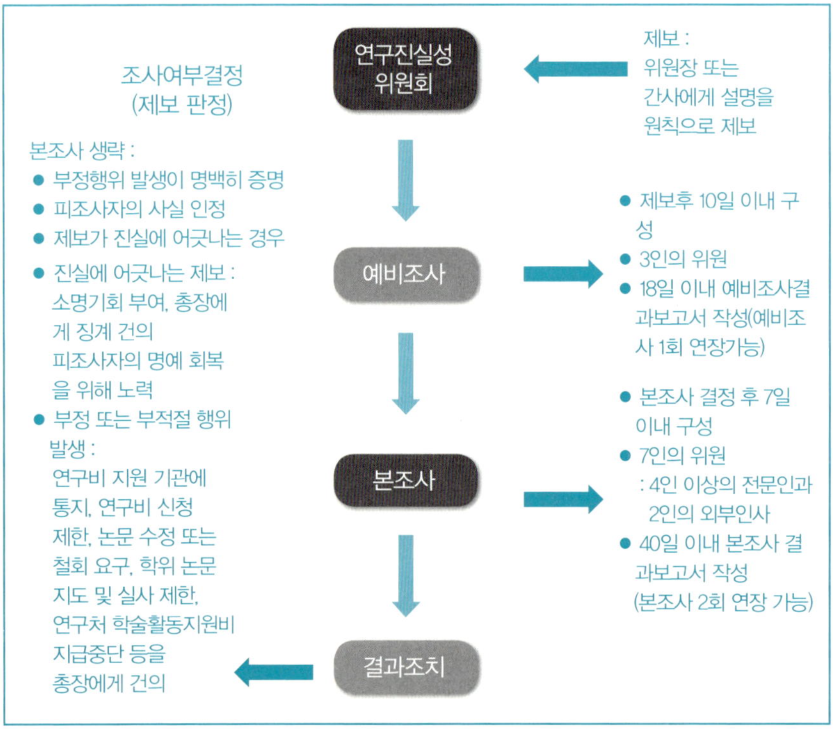

그림 8-1 서울대학교의 연구 부정행위 처리 절차

또한 조사 및 처리 절차는 일반적으로 '제보접수→예비조사→본조사→조사결과 조치'의 4단계를 거치게 된다.

08 다시 살펴보는 연구윤리

1. 과거에 출간된 자신의 글의 일부를 인용 없이 사용하는 경우는 ________________에 해당한다.

2. 과거에 공포된 자신의 논문을 다시 또 다른 논문으로 출간하는 경우 ________________에 해당한다.

3. 우리나라에서는 박사학위논문을 논문 형태로 만들어서 학술지에 발표하는 것이 자기논문 복제 행위에 해당되는가?

연습문제

여기에 소개된 문항들은 2007년부터 2010년까지 서울대학교 대학원 치의학과 「치의학 연구 윤리」 강좌에서 수강생들이 과제로 제출한 내용을 재편집한 것이다.

1. 연구윤리 딜레마 상황

다음 각 사례를 보고, 자신의 의견을 정리해 보시오. 조별로 각자의 의견을 발표하고, 상호 비교하여 조의 의견을 정리해 보시오.

예제 1-1 대학원 졸업 앞둔 A군의 반복 실험 결과

대학원생 A군은 자신이 1년 동안 진행한 연구결과를 외국 저널에 논문으로 제출하게 되었다. 이 논문에서 가장 중요한 실험의 데이터 반복을 요구하는 내용이 있었기 때문에 반복 실험을 하였다. 총 다섯 번의 실험을 하였는데 세 번은 자신의 주장과 같은 결과가 나왔지만, 두 번은 정반대의 결과가 나왔다.

논문의 수정 제출일이 오늘 자정 12시까지이고 더 이상의 시간을 가질 수 없는 상황이다. 또한, 제출하지 않는 경우에는 탈락하게 된다. 이 논문은 A군의 졸업에 중요한 논문이기 때문에 논문이 실리지 못한다면 이번 학기에 졸업하지 못한다(이 저널은 그 어떤 저널보다 IF점수가 높으며, 다시 반복한 세 번의 결과만 첨부하면 논문의 게재가 승인되는 상황이다.).

1) 위와 같은 경우에 당신이라면 어떻게 하겠습니까?

예제 1-2 환자 실험이 진행되고 있는 유치 근관 충전재의 연구

소아치과 B원장은 새로운 유치 근관 충전재에 대한 연구를 진행 중이다. 동물실험을 통해 유해성이 없다는 것은 확인하였으나, 환자에 대한 실험은 아직 진행 중이다. B원장은 이 충전재 사용에 대해 환자에게 고지하거나 동의서를 받지 않은 채 통상적인 충전재인 Vitapex®를 대신하여 사용 중이다. 이 충전재가 현재까지는 별다른 부작용을 보이고 있지 않아, 향후 1년간 이 충전재를 사용한 어린이의 치아에 대해 임상적, 방사선학적 평가를 계속할 생각이다.

1) 현재 B원장의 문제점은 무엇입니까?

2) 제대로 된 연구를 위해서는 어떤 과정을 거쳤어야 합니까?

예제 1-3 수정을 위한 실험에서 발생한 공저자의 연구 성과

서울 소재의 대학교 미생물학교실 소속 김 씨(27세)는 석 · 박사통합과정 3년 차의 대학원생이다. 김 씨는 2007년 3월부터 2008년 5월까지 구강미생물인 *P. gingivalis*의 세포벽으로부터 병독력을 가지는 새로운 단백질 독소분리에 최초로 성공하였고 이를 구강점막표피세포에 적용, 이에 따른 면역반응 및 관련 메커니즘을 규명하여 저명학술지 『J저널』[영향력 지수(impact factor): 6.028]에 제출하였다. 한 달 후 『J저널』로부터 교정을 위한 회신을 받았고 3개월의 수정기한이 주어졌다. 김 씨는 수정을 위해 새로운 실험을 수행해야만 했고 이의 원만한 진행을 위해 2008년 3월부터 같은 교실에 재직하고 있던 왕 박사의 지도 아래 실험을 수행하였다.

그런데 실험 도중 매우 흥미로운 현상을 발견하였고 이로 인해 김 씨의 연구에서 풀리지 않던 의문점들이 속속들이 해명되었다. 연구내용 및 결과가 질적으로 향상된 김 씨의 연구는 『J저널』보다는 좀 더 영향력 지수가 높은 『B저널』(IF: 10.108)에 게재할 수 있을 정도의 수준이 되었다. 실험데이터가 추가됨에 따라 논문의 일부를 수정해야 하는 상황에서 왕 박사는 자신의 경력을 생각하자 김 씨의 연구 성과가 탐났다. 왕 박사가 가만히 생각해 보니 이 연구의 질적 향상에는 자신이 적지 않은 공헌을 하였고 열 개의 실험 결과 중 두 개에는 본인이 직접적으로 개입하였다. 그리고 왕 박사는 지도교수 및 김 씨를 포함한 실험실 구성원들에게 아무 말도 하지 않고 김 씨가 수행한 여덟 개의 실험 중 다섯 개를 본인이 직접 수행하여, 김 씨의 데이터보다 훨씬 깔끔한 데이터를(물론 결과는 동일함) 얻어 김 씨의 연구내용을 더욱 명확하게 할 수 있었다. 왕 박사는 김 씨를 불러 본인이 수행한 연구의 데이터를 보여 주며 "『B저널』에 게재하는 논문에 이것들을 사용하는 것이 어떻겠냐?"고 제안하였고, 김 씨는 별생각 없이 왕 박사의 제안을 선뜻 받아들였다. 왕 박사는 지도교수인 이 교수를 찾아가 상황에 대해 설명하고 논문의 제1저자로서 본인의 이름을 올려 줄 것을 부탁하였다. 김 씨는 왕 박사가 이 교수와 나눈 대화 내용을 전혀 알지 못하는 상황이다.

즉, 김 씨는 열 개의 실험 중 왕 박사의 도움 없이 여덟 개를 수행하였고 그 결과를 논문으로 작성하였다. 왕 박사는 열 개의 실험 중 두 개를 수행하였으며 김 씨가 수행한 여덟 개의 데이터 중 다섯 개를 다시 수행, 더욱 깔끔한 데이터를 얻어 이를(수정) 논문게재 시 사용할 것을 제안하고 있다. 또한 김 씨의 논문작성 과정에 일부 관여하기도 하였다. 이러한 상황에서 지도교수인 이 교수는 어떻게 공정하고 합리적인 판단을 하고 결정을 내려야 할까?

1) 이 교수의 입장에서 저자를 결정해 보시오.

예제 1-4 실험시료 채취에 관한 연구윤리 부정 사례

서울에 위치한 A치과대학 구강외과학 교실 박 씨는 석사과정 2년 차의 전공의다. 박 씨의 석사학위 테마는 'PRF(Platelet Rich Fibrin)가 human mandible에서 분리한 조골세포(osteoblast)의 증식(proliferation)과 분화(differentiation)에 미치는 영향과 그 기전에 대한 연구'이다. 연구의 특성상 많은 혈액이 필요하였다. 예비조사에서 자신의 혈액으로 실험을 수행해 보니 결과가 흥미롭게 나오는 것이 관찰되었다. 그래서 같은 교실의 전공의 후배들 및 연구원들에게 밥을 거하게 사준다는 조건을 걸고 동의서도 받지 않고 각각 20ml의 혈액을 채취하여 실험을 수행하였다.

그런데 PRF가 증식에 미치는 영향이 각각의 PRF에 따라 달라지는 현상을 관찰하였다. 박 씨의 실험 설계상 개체 간 PRF 효과의 차이는 오히려 실험 결과 해석을 복잡하게 하는 결과를 낳았다. 따라서 동일한 사람에서 채취한 다량의 PRF가 필요하였다. 다시 후배들 및 연구원들에게 헌혈하는 셈 치고 약 200ml의 혈액채취를 부탁해 보았으나 이번에는 모두 거절하였다. 박 씨 스스로 자신의 혈액을 채취할 생각도 해 보았으나 그것은 지도교수가 반대하였다.

계속 혈액 제공자(volunteer)를 찾던 중 B대학병원 혈액은행에서 근무하고 있는 친구 김 씨가 생각이 났다. 김 씨에게 "혹시 거기서 폐기하는 혈액이 있는지?"를 물어 보았다.

김 씨는 "가끔 큰 수술이 필요한 사람들이 자가 혈액을 채취하고 보관하는데 수술이 취소되거나 한참 연기되면 다시 환자에게 수혈해 주거나 폐기한다."고 말해 주었다. 박 씨는 "혹시 폐기하는 혈액 1pint만 얻을 수 있는지?"를 물어보았다. 김 씨는 "혈액관리법상 절대 안 된다."고 이야기하였으나 오랜 친구의 간절한 부탁을 거절할 순 없었다. 결국 김 씨는 폐기 예정인 전혈 1pint(320ml)를 박 씨에게 건네주었다.

전혈을 건네받은 박 씨는 그 혈액으로 PRF를 다량 제조하여서 실험에 착수하였다. IRB

는 가공의 인물을 창조하여 그 사람에게 자발적으로 혈액을 기증받은 것처럼 꾸몄다. 실험 결과가 만족스럽게 나와서 박 씨는 석사 학위를 받았고 이 연구결과를 저명한 C학술지에 제출 후 게재 승인되었다.

이 사실을 알게 된 박 씨의 지도교수는 고민에 빠졌다. '어차피 폐기될 혈액을 사용한 것뿐인데'라는 생각이 들기도 하였지만 엄연히 존재하는 혈액관리법을 위반하고 허위로 IRB를 통과한 사실을 그냥 넘어갈 수는 없었다.

1) 박 씨의 잘못은 무엇입니까?

2) 이러한 상황에서 박 씨의 지도교수는 어떠한 판단을 내려야 합니까?

2. 연구과정 설계와 동의서 작성

예제 2-1 실험을 위해 확보한 발치된 치아의 보관

치과의사 A는 새로 개발된 근관 성형 기구의 삭제력을 기존 기구와 비교하기 위한 실험 실내 실험을 계획하였다. 발치된 치아를 대상으로 하는 이 실험을 위해 치주과와 구강 외과, 병리과에 보관 중인 발치된 치아를 모았다.

실험 중에 근관 기구의 파절로 치아를 제외시켜야 하는 상황이 생겼고, 계획된 것보다 표본의 수가 적어 치아를 더 구해야 했다. 그래서 치과의사 A는 직접 여러 개인 의원을 다니며 발치된 치아를 구했고, 주변 지인들에게도 부탁하여 치아를 구했다. 하지만 이렇게 서로 다른 경로로 구해진 치아들은 서로 다른 보관 용액에 담겨 있었는데, 어떤 치아는 클로로헥시딘(chlorohexidine)에 담겨 있었고, 어떤 치아는 과산화수소에, 어떤 치아는 포르말린(formalin)에 보관되어 있었다.

그리고 이러한 보관용액의 차이가 실험 결과에 미칠 수 있는 영향을 고려하지 않고 실험을 진행하였다.

1) 연구 진행과정의 문제점은 무엇입니까?

2) 이상적인 연구과정을 설계해 보시오.

예제 2-2 부모와 자녀를 대상으로 한 충치원인균 검사

치과에 내원하는 신환을 대상으로 보호자의 동의 하에 부모(양육자)와 자녀(만 3세 미만)를 대상으로 뮤탄스균(*s. mutans*) 검사를 시행한다. 자녀에게 치료할 우식 치아가 없고, 부모와 자녀 모두 뮤탄스균 검사 수치가 3단계 이상인 가족을 대상으로 한다. 위의 조건을 충족시키는 아동 50명에게 정기검진을 시행하고, 그중 25명의 부모에게 자일리톨 껌을 사용하게 한다. 두 번의 정기검진 후 부모와 자녀의 뮤탄스균 검사를 재시행하여 비교 분석한다. 자일리톨은 하루 세 번, 식후에 사용하게 하며 과다 복용하지 않도록 한다.

1) 이와 같은 연구 설계 시 고려 사항은 무엇입니까?

예제 2-3 작성한 연구계획서에 대한 검토

동의서에서 수정할 사항은? (다음 예문에 직접 수정하시오.)

연구제목: 치과 내원 간격에 따른 구강진료공포 수준에 미치는 효과

구강진료공포(dental anxiety)는 청소년들이 구강진료 약속을 어기거나 취소하는 주요한 이유이며, 30~40대 중년층에 있어서도 정기적인 치과방문을 방해하는 요소로 확인되었습니다. 또한 노인들의 치과방문 습관과 관련 있음이 알려지는 등 구강진료를 받아야 하는 사람들이 치과방문을 회피하게 되는 중요한 요인임이 다양한 연구에서 확인되어 왔습니다.

이러한 구강진료공포로 인하여 야기되는 구강진료의 회피는 구강상병의 초기진료를 방해함으로써, 구강건강 수준을 악화시키는 요인으로 작용합니다. 그리하여, 본 연구는 치과 내원 간격이 구강진료공포 수준에 미치는 효과를 조사하여, 학생 구강건강 증진에 기여하고자 기획되었습니다. 수집된 개인자료는 개인의 신상정보를 별도 코드화하여 보관할 뿐만 아니라, 분석 보고 과정에 개인의 신상정보가 노출되지 않도록 하겠고, 실험 연구 데이터에는 연구책임자와 연구담당자만 접근하며, 연구종료 후에도 연구책임자의 책임 아래 암호화된 파일로 3년간 안전하게 보관할 예정입니다.

예제 2-4 동의서 내용에 대한 보강

동의서에 추가할 사항을 기재해 보시오. (직접 작성하시오.)

부록

| 뉘른베르크 강령 | 벨몬트 보고서 | 헬싱키 선언(원문) |

| 연구윤리 확보를 위한 지침 | 서울대학교 연구윤리지침 |

뉘른베르크 강령 The Nuremberg Code

허용되는 의료 실험: 사람에 대하여 행하는 의료 실험은 합리적으로 적절히 한정된 범위 안에서 실시할 때에만 의료 직업윤리에 부합함을 유념해야 한다. 사람을 대상으로 하는 실험을 옹호하는 입장은 다른 연구 방법이나 수단을 통해서는 얻을 수 없는 사회적 이익을 그러한 실험을 통해 얻을 수 있다는 점에 근거하고 있다. 그러나 도덕관, 윤리관, 법 관념에 부응하기 위해서는 다음과 같은 일정한 기본 원칙이 준수되어야 함은 물론이다.

1. 실험대상이 되는 사람의 자발적인 동의voluntary consent는 절대 필수적이다.

즉, 관련 당사자는 동의할 수 있는 법적 능력이 있어야 하고, 강압, 사기, 기망, 강박, 기만, 기타 이면의 강제나 강압의 개입 없이 자유로이 선택권을 행사할 수 있는 상황에서 관련사안의 주된 요소를 충분히 숙지하고 이해하여 이에 근거한 사리에 합당한 결정을 할 수 있어야 한다. 마지막 요건을 만족시키기 위해서는 실험 대상자가 긍정적인 결정을 승낙하기에 앞서 그에게 당해 실험의 성격, 기간 및 목적, 당해 실험을 행하는 방법 및 수단, 예상되는 모든 불편 및 위험 사항, 그리고 실험에 참여함으로써 야기될지 모르는 건강 또는 신상의 영향에 대하여 고지받아야 한다.

동의의 적정성을 확인할 의무와 책임은 실험을 주도, 지시, 관장하는 각 개인에게 있다. 이는 타인에게 위임할 수 없는 일신전속적 의무이며 책임이다.

2. 실험은 다른 연구방법 · 수단에 의해서는 얻을 수 없는 사회적 이익을 위해 유익한 결과를 낳을 수 있는 것이어야 하며, 성질상 무작위로 행해지거나 불필요한 것이어서는 아니 된다.

3. 실험은 그로 인하여 기대되는 결과가 당해 실험의 실행을 정당화할 수 있도록 동물 실험의 결과와 연구대상이 되는 질병의 자연발생사 및 기타 문제에 관한 지식에 근거하여 계획해야 한다.

4. 실험을 할 때는 모든 불필요한 신체적 · 정신적 고통과 침해를 피해야 한다.

5. 사망 또는 불구의 장해가 발생할 수 있으리라고 추측할 만한 이유가 있는 경우에는 실험을 행할 수 없다. 단, 실험을 하는 의료진도 그 대상이 되는 실험의 경우는 예외로 한다.

6. 실험으로 인하여 감수해야 하는 위험의 정도나 그로 인하여 해결되는 문제의 인도주의적 중요성 정도를 초과하여서는 아니 된다.

7. 상해, 불구, 사망의 어떠한 일말의 가능성으로부터도 실험대상자를 보호하기 위하여 적절한 준비와 적당한 시설을 갖추어야 한다.

8. 실험은 과학적으로 자격을 갖춘 자에 의해서만 행해져야 한다. 실험을

시행하고 이에 참여하는 사람에게는 실험의 모든 단계를 통하여 최고도의 기술과 주의가 요구된다.

9. 실험이 진행되는 동안 실험 대상자는 실험의 계속이 불가능하다고 보이는 신체적 · 정신적 상태에 이르게 된 경우 실험을 자유로이 종료시킬 수 있어야 한다.

10. 실험이 진행되는 동안 당해 과학자는 그에게 요구되는 선의, 고도의 기술 및 주의력으로 판단해 볼 때, 실험의 계속이 실험 대상자에게 상해, 장애 또는 죽음을 야기하리라고 믿을 만한 상당한 이유가 있는 경우에는 어느 단계에서든 실험을 중지할 준비가 되어 있어야 한다.

자료 : 생명윤리정책연구센터. http://www.bprc.re.kr (검색일자 2012.5.31)

벨몬트 보고서 The Belmont Report

• 인간 피험자 보호를 위한 윤리 원칙과 지침

• 생명의료 및 행동 연구의 인간 피험자 보호를 위한 국가위원회, 1979년 4월 18일

인간 피험자 대상 연구의 윤리적 원칙과 지침

과학 연구는 상당한 사회적 이득을 제공한다. 하지만 과학 연구는 몇 가지 골치 아픈 윤리적 문제들 또한 제기해 왔다. 특히 제2차 세계 대전기 동안 생의학 연구를 위해 인간 피험자들을 학대했었다는 사실이 알려지자 사람들은 이런 문제에 관심을 가지게 되었다. 뉘른베르크 전범 재판 과정에서 수용소 죄수들을 대상으로 생의학 실험을 실시하였던 의사와 과학자들을 재판하기 위한 일단의 기준으로 뉘른베르크 강령이 만들어졌다. 이 강령은 인간 피험자를 대상으로 하는 연구가 윤리적으로 수행되는 것을 보장하기 위한 차후의 여러 강령의 원형이 되었다.

이 강령들은 연구자나 감독자들이 실무에서 참조할 수 있는 일단의 전반적 또는 세부적인 규칙들로 이루어져 있다. 그런 규칙들이 복잡한 실제 상황을 다루기에 부적절한 경우가 종종 있다. 즉 그 규칙들은 때때로 서로 충돌하며 종종 해석이나 적용하기가 곤란하다. 더 광범위한 윤리적 원칙이 있어야 그것을 기초로 특정 규칙들이 근거를 가지게 되고, 비판받고, 해석될 수 있을 것이다.

이 보고서에서는 인간 피험자를 대상으로 하는 연구와 관련된 세 가지 원칙, 또는 일반적인 처방적 성격의 판단들prescriptive judgments이 무엇인지를 밝힌다. 다른 원칙들도 관련이 있을 수 있다. 하지만, 이 세 가지 원칙은 매우 포괄적이며 과학자, 피험자, 감독자, 또는 관심 있는 일반시민들이 인간 피험자 연구에 내재한 윤리적인 이슈들을 이해할 수 있도록 돕는 수준으로 평이하게 서술하였다. 특정한 윤리적 문제를 해결하는 데 이 원칙들이 논란의 여지없이 항상 적용될 수 있는 것은 아니다. 이 보고서의 목적은 인간 피험자를 대상으로 하는 연구에서 발생하는 윤리적 문제를 해결하는 데 지침으로 삼을 수 있는 한 가지 분석 틀을 제공하는 것이다.

이 보고서는 시술과 연구의 구별, 세 가지 원칙에 대한 논의, 그리고 이 원칙들의 적용에 관한 언급으로 구성되어 있다.

A. 시술과 연구의 경계

인간 피험자의 보호를 위해 어떤 점들을 검토해야 하는지를 알기 위해서는 생의학적 · 행동학적 연구와 이미 확립된 요법의 시술 행위를 구별하는 것이 중요하다. 이 두 가지는 종종 동시에 행해지기 때문에(치료법의 평가를 위해 계획된 연구에서처럼), 그리고 "연구"가 무엇인지 주의 깊게 정의되지 않으면 표준적 시술로부터 상당히 거리가 먼 것들도 종종 "실험적"이라고 불리기 때문에 그 경계가 모호해진다.

대부분의 사람들에게 "시술"이라는 용어는 성공에 대해 합당한 기대 수준을 가진 개별 환자의 복지를 증진시키기 위해서만 계획된 의학적 개입을 의미한다. 의학적, 또는 행동학적 시술의 목적은 진단, 예방적 치료, 또는 특정한 개인에 대한 치료를 제공하는 것이다. 이와 대조적으로 "연구"라는 용어는 가설을 시험하고, 결론을 이끌어내는 등 일반화된 지식(예컨대 이론, 원리, 그리고 관계에 관한 진술로 표현된다)을 발전시키거나 그에 기여하게끔 계획된 행동을 가리킨다. 연구는 대개 목적과 그 목적에 도달하기 위한 일련의 절차들을 제시하는 프로토콜의 형식으로 기술된다.

어떤 임상의사의 행위가 표준적이거나 용인되는 시술법으로부터 상당히 동떨어져 있을 경우 그 새로운 방법 자체는 연구에 해당되지 않는다. 어떤 시술 절차가 새롭고 검증되지 않았으며 색다르다는 의미에서 "실험적"이라 해도 그것이 자동적으로 연구의 범주 안에 들어가는 것은 아니다. 이런 종류의 철저히 새로운 시술은 그것이 안전하고 효과적인지를 검증받기 위해서 초기 단계부터 공식적인 연구의 대상이 되어야 한다. 그러므로 전에 없던 방법이 공식적인 연구 프로젝트에 통합되기 위해서는 의료시술위원회medical practice committees 등이 필요성을 주장할 책임이 있다.

어떤 요법의 안전성과 효율성을 평가할 목적으로 연구가 계획되었을 때는 연구와 시술이 동시에 이루어진다. 이로 인해 그 행동이 검토를 요구하는지 아닌지를 혼동할 필요는 없다. 어떤 활동에 연구의 요소가 조금이라도 포함되어 있다면 인간 피험자의 보호를 위해서 그 활동은 검토 대상이 되어야 한다는 것이 일반적인 규칙이다.

B. 기본적 윤리 원칙들

"기본적 윤리 원칙"이라는 표현은 여러 가지 특정 윤리적 처방을 정당화하는 기초이자 인간 행동을 평가하기 위한 일반적 판단 기준을 가리킨다. 우리 문화 전통 속에서 일반적으로 받아들여지는 원칙들 가운데 특히, 다음 세 가지 기본 원칙이 인간 피험자를 포함하는 연구 윤리와 관련이 깊다. 인간 존중의 원칙, 선행의 원칙, 그리고 정의의 원칙이 그것이다.

1. 인간 존중

인간 존중은 최소 두 가지의 윤리적 신념을 하나로 묶는다. 첫째 인간은 자율적 존재로 취급되어야 하며, 둘째 자율 능력이 부족한 인간은 보호를 받을 권리가 있다는 것이다. 그러므로 인간 존중의 원칙은 두 가지 서로 다른 도덕적 요구로 분리된다. 그 하나는 자율성 인정에 대한 요구이고 다른 하나는 자율성이 부족한 인간에 대한 보호의 요구이다.

자율적인 인간은 자의적으로 자신의 목적을 숙고할 능력 그리고 그 방향으로 행동할 능력이 있는 개인이다. 자율성 존중이란 자율적인 인간의 숙고된 의견과 선택을 그들의 행동이 다른 이들에게 명백한 피해를 주지 않는 한 방해하지 않고 존중하는 것이다. 불가피한 이유가 없는데도 도덕 행위자의 숙고된 판단을 무시하거나, 그 숙고된 판단에 따라 행위할 자유를 부인하거나, 숙고된 판단을 내리는 데 필요한 정보를 감추는 것은 자율적 도덕 행위자를 존중하지 않는 것이다.

하지만, 모든 인간이 자기결정능력을 가지고 있는 것은 아니다. 자기결정능력은 성장과 더불어 증대되며 어떤 사람들은 질병, 정신이상, 또는 자유가 심하게 제한되는 상황 등으로 인해 이 능력의 전체 또는 일부분을 상실한다. 미성년자와 무능력자the incapacitated에 대한 존중은 그들이 성장해 가는 동안, 또는 그들이 장애를 가지고 있는 동안 그들을 보호할 것을 요청한다.

어떤 사람들은 그들에게 해를 줄지도 모르는 행위들로부터 그들을 배제시키는 정도로까지 광범위한 보호를 필요로 한다. 다른 이들은 그들이 나쁜 결과의 위험을 인식하는 가운데 자유롭게 행동할 수 있음을 보장하는 것 외에 별다른 보호를 필요로 하지 않는다. 제공되는 보호의 수준은 예상되는 위험과 이득의 정도에 달려 있다. 누군가가 자율성을 결여하고 있다는 판단은 주기적으로 재평가되어야 하며 상황에 따라 다양할 것이다.

인간 피험자와 관련이 있는 대부분의 연구에서 인간 존중은 그 피험자가 충분한 정보를 가지고 자발적으로 연구에 참여하기를 요구한다. 그러나 어떤 상황에서 이 원칙의 적용은 그리 분명하지 않다. 피험자로서 죄수의 참여는 교육적인 예를 제공한다. 한편으로는 인간 존중의 원칙이 죄수도 연구에 자발적으로 참여할 수 있는 기회를 박탈당해서는 안 됨을 요구하는 것처럼 보인다. 다른 한편으로는 수감 생활 속에서 그들이 그렇지 않았다면 자원하지 않았을 연구에 참여하도록 미묘한 압력을 받거나 부당한 영향을 받을 수도 있다. 그렇다면 인간 존중의 원칙은 죄수가 보호받아야 함을 요구한다. 죄수로 하여금 "자원"하게 할 것이냐, 또는 "보호"할 것이냐 하는 문제는 딜레마이다. 대부분의 곤란한 사례에서 인간 존중은 종종 그 원칙 자체에 의해 요구되는 대립하는 주장들 사이의 균형을 잡아가는 일이다.

2. 선행

사람들을 윤리적으로 대우하는 방식에는 그들의 결정을 존중하고 위험으로부터 보호하는 것 외에도 그들의 복지를 보증하려고 노력하는 방식이 있다. 이때 후자의 대접 방식은 선행 원칙의 범주에 포함된다. "선행beneficence"이라는 용어는 엄격한 의무를 넘어서는 친절, 또는 자선을 의미하는 것으로 종종 이해된다. 이 보고서에서는 선행이란 그보다는 좀 더 강한 의미로서, 하나의 의무로 이해된다. 이런 의미의 선행에 대한 일반적인 규칙을 다음 두 가지의 상호보완적인 표현으로 정식화할 수 있다. ① 해를 입히지 말 것, ② 가능한 한 이익을 극대화하고 가능한 한 해악을 극소화할 것.

"해를 입히지 말라"라는 히포크라테스의 격률(格率)은 오랫동안 의료 윤리의 기본적인 원칙이었다. 클로드 베르나르는 이를 연구의 영역까지 확장시켜, 타인에게 이득이 되는지 여부를 불문하고 누구에게든 해를 입히지 말라고 말했다. 그러나 해를 입히지 않기 위해서라도 무엇이 해악인지 알아야 한다. 그리고 이런 정보를 얻는 과정에서 사람들은 해악의 위험에 노출되기 마련이다. 더욱이 히포크라테스 선서는 의사들에게 "최선의 판단에 따라" 환자들에게 이득을 줄 것을 요구한다. 사실상 무엇이 이득이 될 것인가를 알기 위해서 사람들을 위험에 노출시켜야 하는 경우도 있다. 이런 정언적 명령이 제기하는 문제는 위험에도 불구하고 특정한 이득을 추구하는 것이 정당화될 수 있는 경우와 위험 때문에 이득을 포기해야만 하는 경우를 결정해야 한다는 것이다.

선행의 의무는 개별 연구자와 사회 일반 모두에게 영향을 미치는데, 왜냐하면 선행의 의무가 특정 연구 프로젝트는 물론 연구 행위 전반에까지 확장되기 때문이다. 특정 프로젝트의 경우 연구자와 그 기관의 종사자들은 그 연구로부터 생길지도 모르는 해악을 최소화하는 한편 이득을 극대화하기 위해 사전에 숙고해야만 한다. 일반적인 과학 연구의 경우 사회 구성원들은 장기적인 관점에서 지식의 발전, 새로운 의학적, 심리치료적, 사회적 과정의 발달로부터 야기될 수 있는 이득과 위험을 인식해야만 한다.

선행의 원칙은 종종 인간 피험자와 관련된 연구의 여러 영역에서 잘 정의된 정당화의 역할을 한다. 어린이 대상의 연구에서 한 예를 발견할 수 있다. 어린이 질환을 치료하는 효과적인 방법과 건강 증진법의 개발은 설령 개별적 연구대상이 이득의 수혜자가 아니라 하더라도 어린이 대상 연구를 정당화하는 데 도움이 되는 이득이다. 연구를 통해서 이전에 일반적으로 활용되었던 시술법을 자세히 조사함으로써 그 시술법의 적용에 기인하는 위험을 피할 수도 있다. 그러나 선행 원칙의 역할은 언제나 그리 분명한 것은 아니다. 예컨대 관련 어린이에게 직접적인 이득이 즉각적으로 기대되지 않으면서 최소한의 위험 이상의 것이 예상되는 경우 어려운 윤리적 문제는 그대로 남는다. 어떤 이들은 그런 연구가 용인되어서는 안 된다고 주장해 온 반면에, 다른 이들은 만약 그런 연구를 제한한다면 미래의 어린이들에게 큰 이득을 가져올 장래성 있는 수많은 연구가 배제될 것이라는 점을 지적해 왔다. 다른 어려운 문제들과 마찬가지로 여기서도 다시 한번 선행의 원칙에 근거한 서로 다른 주장은 충돌을 일으키고 어려운 선택을 강요한다.

3. 정의

누가 연구에서 생기는 이득을 누리고 누가 그 부담을 감당해야 하는가? 이것은 "분배의 공정성", 또는 "합당한 응분"이라는 의미에서, 정의의 문제이다. 자격이 있는 사람에게 어떤 이득이 정당한 이유 없이 부인되거나 또는 어떤 부담이 부당하게 지워질 때 불의가 발생한다. 정의의 원칙을 이해하는 또 다른 방법은 동등한 것은 동등하게 취급해야 한다는 것이다. 그러나 이 진술은 해설을 필요로 한다. 누가 동등하고 누가 그렇지 않은가? 불균등한 분배를 정당화하려면 무엇을 고려해야 하는가? 거의 모든 주석가는 경험, 나이, 결핍, 의사결정능력, 공적, 그리고 지위에 근거한 분배가 특정 목적을 위한 차별적인 대우를 정당화하는 기준을 실제로 구성하는 경우가 가끔 존재한다는 점을 인정한다. 그렇다면 사람들이 어떤 점에서 동등하게 취급받아야 하는지를 설명해야 할 필요가 있겠다. 부담과 이득의 공정한 분배를 위해 널리 받아들여지는 몇 가지 정식(定式)이 있다. 각 정식은 부담과 이득을 분배할 때 기초로 삼아야 할 관련 속성에 관해 언급하고 있다. 이러한 정식들은 ① 각자에게 똑같은 몫을, ② 각자의 개별적인 필요에 따라, ③ 각 개인의 노력에 따라, ④ 각자의 사회적 기여도에 따라, ⑤ 각자의 공적에 따라 분배하라는 것이다.

정의의 문제는 오랫동안 처벌, 과세, 그리고 정치적 대의(代議)제도와 같은 사회적 실천과 관련을 가져 왔다. 얼마 전까지만 해도 이런 문제들은 과학 연구와는 대개 관련이 없었다. 하지만 그런 문제들은 인간 피험자를 포함하는 연구의 윤리적 측면을 조금만 성찰해 보더라도 그 징조를 금방 발견할 수 있다. 예컨대 19세기와 20세기에 연구 피험자로서의 부담은 주로 가난한 병동 환자들의 몫이었으며 반면 연구에 따른 의학적 진보의 이득은 대개 부유한 환자들에게 돌아갔다. 다음으로, 나치수용소 수용인들에 대한 착취는 특히 극악한 불공정의 예로 비난을 받았다. 미국에서는 1940년대에 터스키지 매독 연구가 치료받지 않을 경우 그 병의 진행과정을 연구하기 위해 결코 이 병이 그들에게만 국한된 문제가 아니었음에도 불구하고 시골의 가난한 흑인 남성들을 이용하였다. 연구의 계속적인 수행을 이유로 이 피험자들에게는 효과적인 치료가 제대로 제공되지 않았는데, 그러한 치료 방법이 일반에 널리 보급된 이후에도 그러했다.

이런 역사적인 배경에 비추어 본다면 정의라는 개념이 인간 피험자 연구와 어떻게 관련되는지 알 수 있다. 예컨대 연구대상의 선정이 특정 계층(생활보호대상자, 소수 민족과 특정 인종, 또는 시설 수용자 등)이 연구 주제와 직접적으로 관련이 있기 때문이 아니라, 그들이 단지 시간이 많고 처지가 어려우며 조종하기 쉽다는 이유로 체계적으로 선택된 것은 아닌지의 여부를 세밀히 검토하여야 한다. 끝으로, 공공 기금의 지원을 받는 연구가 치료 기술이나 장치의 개발을 목적으로 할 때에는 그것들을 활용할 여유가 있는 사람에게만 편익이 되어서는 결코 안 되며, 그 연구 결과의 적용을 받는 수혜자가 될 가능성이 없는 집단에서 그런 연구의 피험자를 부당하게 뽑아서는 안 된다는 것을 정의는 요구한다.

C. 적용

일반적 원칙들을 연구 수행 과정에 적용하려면 다음 사항들을 고려해야 한다. 충분한 정보에 근거한 동의, 위험/이득 평가, 그리고 연구대상의 선정이 그것들이다.

1. 충분한 정보에 근거한 동의informed consent

인간 존중은 피험자가 그들의 능력 범위 내에서 자신들에게 일어날, 또는 일어나서는 안 될 것들을 선택할 기회를 가져야 함을 요구한다. 이러한 기회는 충분한 정보에 근거한 동의를 위한 적절한 기준이 만족될 때에만 제공된다고 할 수 있다.

충분한 정보에 근거한 동의의 중요성은 의문의 여지가 없지만, 그 동의의 본성과 가능성에 대해서는 많은 논쟁이 있다. 그럼에도 불구하고 동의 절차가 다음 세 요소를 포함해야 한다는 점은 널리 인정된다. 즉 정보, 숙지, 그리고 자발성이 그것들이다.

• 정보 information

대부분의 연구 지침은 피험자에게 충분한 정보를 제공했음을 확인할 의도에서 정보 공개에 관한 구체적인 항목을 가지고 있다. 이 항목들은 일반적으로 다음을 포함한다. 연구 절차, 목적, 위험과 예상되는 이득, 대안 시술(치료법의 경우), 그리고 피험자에게 질문의 기회를 주며 언제라도 연구 참여를 그만둘 수 있음을 알리는 내용이다. 피험자들의 선정 방법과 연구책임자 등의 추가 항목도 있다.

그러나 단순히 항목을 열거하는 것만으로는 어떤 종류의 정보가 얼마나 제공되어야 하는지 판단하기 위한 기준이 무엇인가에 대한 질문에 답할 수 없다. 의료시술에서 종종 사용되는 표준, 즉 시술자가 현장에서 보통 제공하는 정보 정도로는 부족하다. 왜냐하면, 연구에 있어서 공통된 이해 common understanding 란 도무지 존재하지 않기 때문이다. 현재 의료사고를 다루는 법률 분야에서 유행하는 또 다른 기준은 시술자로 하여금 합리적인 개인이라면 자신이 받는 치료에 관한 결정을 내리기 위해 알고 싶어할 그런 정보를 모두 제공하도록 요구한다. 이것 역시 불충분한데, 왜냐하면 본질적으로 자원자인 피험자는 필요한 진료를 위해 의사의 손에 내맡겨진 환자들보다 그들이 감수해야 하는 위험에 대해 훨씬 더 많이 알고 싶어할 것이기 때문이다. "합리적 자원자"라는 기준이 제시될 수도 있을 것이다. 이때 정보의 범위와 성격은 다음과 같은 것이 되어야 한다. 즉 그 시술이 자신의 치료를 위해 필요한 것이 아니며 그 시술을 완전히 이해하지도 못하고 있다는 사실을 알면서도 한 개인은 지식 발전에 동참할지 여부에 관해 결정을 내릴 수 있다. 자신들에 대한 직접적인 이득이 예상될 때조차도 피험자는 위험의 범위와 참여의 자발적인 성격을 명확하게 이해하여야 한다.

연구와 관련된 어떤 측면을 피험자에게 알리는 것이 연구의 유효성을 손상시킬 가능성이 있을 때 동의와 관련된 특별한 문제가 발생한다. 많은 경우, 피험자들에게 연구가 종료될 때까지 어떤 측면이 공개될 수 없는 연구에 그들이 참여하도록 권유받고 있음을 알리는 것으로 충분하다. 불완전한 공개와 관련된 모든 경우의 연구들이 정당화되려면 다음의 조건들을 만족시켜야만 한다. ① 연구의 목적을 달성하기 위해 불완전한 공개가 진정으로 필요하다. ② 최소한도 이상의 위험 가운데 피험자에게 공개되지 않은 것이 없다. ③ 필요할 경우 실험에 참여했던 사람들을 대상으로 설문debriefing을 실시하거나 연구결과를 그들에게 알리기 위한 적절한 계획이 있다. 위험에 관한 정보는 피험자의 협조를 이끌어낼 목적으로 유보되어서는 안 되며 연구와 관련된 직접적인 질문에 대해서는 진실하게 답해야 한다. 공개가 연구를 망치거나 못 쓰게 만들 수 있는 경우와 공개가 단지 연구자에게 불편을 끼치는 정도의 경우를 분명하게 구별하도록 주의를 기울여야 한다.

- 숙지comprehension

정보가 전달되는 방식과 맥락은 정보 자체만큼이나 중요하다. 예를 들어 산만하고 급하게 정보를 제시하여 숙고할 시간을 빼앗거나 질문할 기회를 줄인다면 이 모두는 충분한 정보에 근거한 선택을 할 수 있는 피험자의 능력에 부정적인 영향을 준다.

피험자의 이해능력은 지력, 합리성, 성숙 정도, 언어의 작용이기 때문에 피험자의 능력에 따라 정보 제공 방식을 조절하는 것이 필수적이다. 연구자는 피험자가 그 정보를 숙지하였음을 확인할 책임이 있다. 위험에 관한 정보를 피험자가 완전하고 충분하게 숙지하였는지를 확인할 의무는 언제나 존재하며 위험이 심각할수록 그 의무는 증가한다. 경우에 따라서는 숙지 정도를 구두,

또는 서면으로 시험하는 편이 적절할 수 있다.

미성년자나 정신질환자와 같이 숙지의 기능이 상당히 제한을 받을 때는 특별한 주의가 필요하다. 판단능력이 부족한 각 계층의 피험자(영아와 어린이, 정신질환자, 말기 환자나 혼수상태 환자 등)는 그 사람들이 바라는 조건으로 고려되어야 한다. 그러나 이런 사람들에게조차도 인간 존중의 정신에 기초하여 그들의 능력 한도 내에서 연구에 참여할지의 여부를 선택할 수 있는 기회가 주어져야 한다. 그런 피험자들의 참여 거부의사는 다른 방법으로는 제공할 수 없는 치료를 그 연구가 제공하지 않는 한 존중받아야 한다. 인간 존중은 또한 피험자를 해악으로부터 보호하기 위하여 제삼자의 허가를 받도록 노력할 것을 요구한다. 이리하여 그런 피험자들은 자신들의 소망을 인정받음에 의해서 아울러 그들을 해악으로부터 보호할 제삼자를 활용함에 의해서 존중받는다.

선택받은 제삼자는 능력이 부족한 피험자의 상황을 가장 잘 이해할 수 있고 그 사람의 최선의 이익을 위해 행동하는 사람이어야만 한다. 피험자를 대변하여 행동할 것을 위임받은 사람은 그 행동이 피험자의 최선의 이익에 부합한다고 여겨지는 경우 그 피험자의 연구 참여를 중단시킬 수 있게끔 연구의 진행 상황을 관찰할 기회를 얻어야만 한다.

• 자발성 voluntariness

연구에 참여하기로 한 동의는 오직 자발적으로 응했을 때만 효력을 가진다. 충분한 정보에 근거한 동의에 있어서 이 요소는 강압과 부적절한 영향이 없어야 한다는 조건을 요구한다. 강제는 어떤 한 사람이 다른 사람을 순종시킬 목적으로 다른 사람에게 의도적으로 명백한 위협을 가할 때 발생한다. 대조적으로, 부적절한 영향은 다른 사람을 순종시킬 목적으로 지나치거나, 부당하거나, 부적절하거나, 또는 어울리지 않는 보상이나 대가를 제공할 경우에 발생한다. 또 피험자가 특히 취약할 경우에는 통상적으로 받아들여지는 유인책도 부적절한 영향이 될 수 있다.

정당화될 수 없는 압력은 대개 권위나 명령권을 가진 사람이 - 특히 특별한 처벌이 가능할 경우에 - 피험자에게 일련의 행위를 재촉할 때 발생한다. 하지만 그런 영향 요인은 연속적으로 존재하므로, 어디까지가 정당화될 수 있는 설득이며 어디부터가 부적절한 압력인지 정확히 서술하기는 불가능하다. 그러나 가까운 친척의 영향력을 통제함으로써 또는 연구 참여를 통하지 않고는 받을 수 없는 의료 서비스를 철회하겠다고 압력을 가함으로써 개인의 선택을 조종하는 행위 등은 부적절한 영향에 포함될 것이다.

2. 위험과 이득의 평가

위험과 이득을 평가하기 위해서는 어떤 경우 연구에서 얻고자 하는 것과 동일한 이득을 얻을 수 있는 대안을 포함하여 관련 자료를 주의 깊게 제시해야 한다. 그러므로 이 평가는 제안된 연구에 관한 체계적이고 포괄적인 정보를 모을 기회와 책임을 동시에 나타낸다. 연구자에게는 이것은 제안된 연구가 적절히 고안되었는지를 검사하는 수단이다. 이것은 심사위원들이 피험자에게 가해질 위험이 정당화될 수 있는지 여부를 결정하는 방법이다. 장래의 피험자에게 그 평가는 참여 여부를 결정하는 데 도움이 될 것이다.

이득과 위험의 성격과 전망 : 어떤 한 연구가 정당화되려면 위험/이득 평가가 긍정적이어야 한다는 요구는 선행의 원칙과 긴밀한 관계가 있다. 이는 충분한 정보에 근거한 동의를 얻어야만 한다는 도덕적 요구가 주로 인간 존중의 원칙으로부터 도출되는 것과 마찬가지이다. "위험"이라는 용어는 해악이 일어날 가능성을 의미한다. 그렇지만 "작은 위험", 또는 "고위험"이라는 표현이 사용될 때면 그것들은 대개 (종종 모호하게) 그 해악을 경험할 가능성(확률)과 예상되는 위험의 강도(크기)를 가리킨다.

연구의 맥락에서 "이득"이라는 용어는 건강, 또는 복지와 긍정적으로 관련되는 무언가를 의미한다. "위험"과는 달리 "이득"은 확률을 나타내는 용어가 아니다. 위험은 이득의 확률과 대비되며, 이득은 해악의 위험보다는 해악과 대비된다. 그러므로 이른바 위험/이득 평가는 가능한 해악의 확률 및 규모와 예상되는 이득에 관한 것이다. 여러 종류의 해악과 이득이 설명될 필요가 있다. 예컨대 심리적, 신체적, 법적, 사회적, 경제적 해악과 그에 상응하는 이득이 있다. 연구 피험자에 대한 가장 흔한 유형의 해악은 심리적이거나 신체적인 고통, 또는 부상이지만 다른 가능한 종류의 것들도 결코 간과되어서는 안 된다.

연구에 따르는 위험과 이득은 개별 피험자와 그들의 가족, 그리고 사회 전반(또는 사회 내의 특정 대상 집단)에 영향을 미칠 수 있다. 이전의 강령과 미국 연방 규정은 피험자의 이득과 지식이라는 형태로 사회에 미치는 예상 이득의 총합이 피험자에게 부과되는 위험보다 더 커야만 함을 요구하고 있다. 이 서로 다른 요소들 간의 균형을 잡기 위해서 연구 피험자에게 영향을 주는 위험과 이득은 보통 특별한 비중을 지닌다. 반면, 어떤 경우 피험자를 제외한 타인들의 이익은 그 피험자의 권리가 보호받는 한 그 자체로 연구와 관련된 위험을 정당화하기에 충분하다. 그러므로 선행은 우리가 해악의 위험으로부터 피험자를 보호할 것뿐만 아니라 연구로부터 얻을 수 있을지 모르는 중요한 이득의 손실에 대해서도 염려해야 함을 요구한다.

위험과 이득의 체계적인 평가 : 이득과 위험은 "적절한 비율favorable ratio"로

"균형을 이루어야" 한다고 일반적으로 말한다. 이 용어의 은유적 성격은 정확한 판단을 내리는 것의 어려움에 대해 우리의 주의를 환기시킨다. 연구 계획서를 자세히 검토하는 데 수량적 방법론만이 사용되는 경우는 드물다. 그러나 위험과 이득에 대한 체계적이고 비자의적인 분석이라는 개념은 가능한 한 시도되어야만 한다. 이러한 이상ideal에 따라 연구의 정당화 가능성에 대한 결정을 내리는 사람들은 그 연구의 모든 측면에 관한 정보를 축적하고 평가하는 데 철저해야 하며, 그 대안을 체계적으로 고려할 것을 요구받는다. 이러한 절차는 연구 평가를 더욱 엄격하고 정밀하게 만드는 한편, 심사위원회 위원들과 연구자들 사이에 오해, 잘못된 정보, 그리고 상충하는 판단 등으로 인한 의사소통의 어려움을 감소시킨다. 그러므로 우선 연구 전제의 타당성에 대한 결정이 있어야 하며, 그 다음으로 위험의 본성, 확률 및 크기가 가능한 한 명확하게 구별되어야만 한다. 특히 작거나 미미한 위험 따위의 모호한 범주를 사용하는 외에 다른 대안이 없을 때에는 위험을 확인하는 방법이 명시되어야 한다. 해악 또는 이득의 확률에 관해 연구자가 제시하는 추정치가 합당한 수준인지 여부 또한 이미 알려진 사실 또는 기존의 연구에 비추어 결정되어야 한다.

끝으로, 연구의 정당화 가능성을 평가할 때 최소한 다음의 고려사항들을 반영해야 한다. ① 인간 피험자에 대한 잔인하거나 비인간적인 취급은 결코 도덕적으로 정당화될 수 없다. ② 연구의 목적을 달성하는 데 꼭 필요한 수준 이내에서 위험을 최소화하여야만 한다. 인간 피험자의 사용이 사실상 꼭 필요한지 여부가 결정되어야 한다. 아마도 위험을 전적으로 제거할 수는 없겠지만 대안을 주의 깊게 살펴보면 위험을 줄일 수 있는 경우가 종종 있다. ③ 심각한 장애와 같은 중대한 위험과 관련된 연구의 경우에 심사위원회는 그 위험을 정당화하는 데 특별한 주의를 지속적으로 기울여야 한다. (대개 피험자가 이득을 얻게 될 가능성 - 또는 어떤 드문 경우에는 자발적인 참여 의사가 명백히 나타나 있는가 - 에 주의를 기울여야 한다.) ④ 취약한 집단을 대상으로 하는 연구의 경우 그들이 참여하는 것이 적절하다는 점이 증명되어야만 한다. 판단을 위해 다양한 변수들이 고려되어야 하는데, 여기에는 위험의 성격과 정도, 특정 참여 집단의 상태, 그리고 예상되는 이득의 성격과 정도 등이 포함된다. ⑤ 관련된 위험과 이득은 충분한 정보에 근거한 동의 과정에서 사용된 문서와 절차에 빠짐없이 열거되어야만 한다.

3. 피험자 선정

인간 존중의 원칙이 동의라는 요구사항으로 그리고 선행의 원칙이 위험/이득 평가라는 요구사항으로 표현되듯이, 정의의 원칙은 연구대상의 선정이 공정한 절차를 거쳐야 하고 그 결과가 공정해야 한다는 도덕적 요구사항을 제기한다.

정의는 사회적 차원과 개인적 차원의 두 차원에서 피험자의 선정과 관련이 있다. 개인적 정의는 연구자가 피험자 선정에 있어서 공정성을 보일 것을 요구할 것이다. 따라서 그들은 자신이 선호하는 몇몇 환자만을 대상으로 잠재적인 이득이 예상되는 연구를 행해서도 안 되며, "탐탁지 않은" 이들만을 골라서 위험한 연구를 행해서도 안 된다. 사회적 정의는 어떤 피험자 계층이 특정 종류의 연구에 참여해야만 하고 어떤 피험자 계층은 특정한 연구에 참여해서는 안 된다는 식의 구분을 지을 때 그 계층 구성원의 부담 능력과 이미 부담을 진 사람들이 추가적인 부담을 지는 것이 적절한가 여부를 근거로 할 것을 요구한다. 그러므로 피험자 집단의 선정에서 선호도가 있다(예컨대 성인보다는 어린이)든지 어떤 잠재적인 피험자 집단(예컨대 정신병원 수용 환자나 죄수)은 특정한 조건 하에서만 피험자가 될 수 있다는 점은 사회정의의 문제로 간주될 수 있다.

설령 연구자가 개별 피험자를 공정하게 선정하여 연구 진행과정에서 공정하게 대우했다 하더라도 피험자 선정 과정에서 부정의injustice가 발생할 수 있다. 그러므로 부정의는 사회 내 제도화된 사회적, 인종적, 성적, 문화적 편견으로부터 유래하는 것이다. 그러므로 설령 개별 연구자가 그들의 연구대상을 공정하게 대우한다 하더라도, 그리고 설령 임상시험심사위원회IRB가 특정 기관에서 피험자들을 공정하게 선발하기 위해 노력한다 할지라도 그럼에도 불구하고 부정의한 사회적 패턴은 연구의 이득과 부담의 전반적인 분배에서 나타날 수 있다. 비록 개별 연구자나 연구기관이 사회 안에서 팽배한 그런 문제를 해결할 수 없긴 하겠지만 그들은 연구 피험자의 선정 과정에서 분배적 정의를 고려할 수 있다.

특히 시설에 수용된 특정 인구집단은 그들의 질병과 환경 탓에 이미 여러 가지 면에서 부담을 안고 있다. 위험만 있고 치료적 요소가 없는 연구의 경우에는 그 연구가 그 집단의 특정 조건이나 상태와 직접적으로 관련이 있는 경우를 빼고는 그 집단보다 부담을 덜 지고 있는 집단의 구성원들이 그 위험을 우선적으로 감수해야만 한다. 또한 공공연구기금이 공공보건기금과 같은 방향으로 흘러가는 경우가 흔하다는 사실에도 불구하고, 공공보건체제에 의존하는 사람들이 연구대상자로 선호되는 연구에서 그 혜택이 그들보다 사정이 더 나은 사람들에게 돌아가기 쉽다면 그 연구는 불공정한 것으로 보인다.

각별히 불공정한 한 가지 예는 취약한 피험자를 연구에 참여시킬 때 발생한다. 소수 인종, 빈민, 중환자, 그리고 시설수용인과 같은 특정 집단은 연구가 수행되는 환경에서 손쉽게 이용될 수 있다는 이유로 연구 피험자로서 끊임없이 선호될 수 있다. 그들의 의존적인 지위와 그들이 자유 동의 능력이 종종 제한되어 있다는 점을 고려한다면 단지 행정적인 편의를 이유로, 또는 그들의 질병이나 사회경제적 조건으로 인해 조종하기 쉽다는 이유로 그들을 연구에 참여시키려는 위험으로부터 그들을 보호해야만 한다.

출처 : 구영모, 권복규, 황상익 옮김. 『생명윤리』 제1권 제1호(창간호). 2000.5. 13–21쪽(*J Korean Bioethics Assoc* 1: May 2000. pp.13–21).

WORLD MEDICAL ASSOCIATION DECLARATION OF HELSINKI

Ethical principles for Medical Research Involving Human Subjects

Adopted by the 18th WMA General Assembly, Helsinki, Finland, June 1964, and amended by the :

29th WMA General Assembly, Tokyo, Japan, October 1975

35th WMA General Assembly, Venice, Italy, October 1983

41st WMA General Assembly, Hong Kong, September 1989

48th WMA General Assembly, Somerset West, Republic of South Africa, October 1996

52nd WMA General Assembly, Edinburgh, Scotland, October 2000

53rd WMA General Assembly, Washington 2002(Note of Clarification on paragraph 29 added)

55th WMA General Assembly, Tokyo 2004(note of Clarification on paragraph 30 added)

59th WMA General Assembly, Seoul, October 2008

A. INTRODUCTION

1. The World Medical Association (WMA) has developed the Declaration of Helsinki as a statement of ethical principles for medical research involving human subjects, including research on identifiable human material and data.

   The Declaration is intended to be read as a whole and each of its constituent paragraphs should not be appled without consideration of all other relevant paragraphs.

2. Although the Declaration is addressed primarily to physicians, the WMA encourages other participants in medical research involving human subjects to adopt these principles.

3. It is the duty of the physician to promote and safeguard the health of patients, including those who are involved in medical research. The physician's knowledge and conscience are dedicated to the fulfilment of this duty.

4. The Declaration of Geneva of the WMA binds the physician with the words, "The health of my patient will be my first consideration," and the International Code of Medical Ethics declares that. "A physician shall act in the patient's best interest when providing medical care."

5. Medical progress is based on research that ultimately must include studies involving human subjects. Populations that are underrepresented in medical research should be provided appropriate access to participation research.

6. In medical research involving human subjects, the well-being of the individual research subject must take precedence over all other interests.

7. The primary purpose of medical research involving human subjects is to understand the causes, development and effects of diseases and improve preventive, diagnostic and therapeutic interventions (methods, procedures and treatment). Even the best current interventions must be evaluated continually through research for their safety, effectiveness, efficiency, accessibility and quality.

8. In medical practice and in medical research, most interventions involve risks and burdens.

9. Medical research is subject to ethical standards that promote respect for all human subjects and protect their health and rights. Some research populations are particularly vulnerable and need special protection. These include those who cannot give or refuse consent for themselves and those who may be vulnerable to coercion or undue influence.

10. Physicians should consider the ethical, legal and regulatory norms and standards for research involving human subjects in their own countries as well as applicable international norms and standards. No national or international ethical, legal or regulatory requirement should reduce or eliminate any of the protections for research subjects set forth in this Declaration.

B. PRINCIPLES FOR ALL MEDICAL RESEARCH

11. It is the duty of physicians who participate in medical research to protect the life, health, dignity, integrity, right to self-determination, privacy, and confidentiality of personal information of research subjects.

12. Medical research involving human subjects must conform to generally accepted scientific principles, be based on a thorough knowledge of the scientific literature, other relevant sources of information, and adequate laboratory and, as appropriate, animal experimentation. The welfare of animals used for research must be respected.

13. Appropriate caution must be exercised in the conduct of medical research that may harm the environment.

14. The design and performance of each research study involving human subjects must be clearly described in a research protocol. The protocol should contain a statement of the ethical considerations involved and should indicate how the principles in this Declaration have been addressed. The protocol should include information regarding funding, sponsors, institutional affiliations, other potential conflicts of interest, incentives for subjects and provisions for treating and/or compensating subjects who are harmed as a consequence

of participation in the research study. The protocol should describe arrangements for post-study access by study subjects to interventions identified as beneficial in the study or access to other appropriate care or benefits.

15. The research protocol must be submitted for consideration, comment, guidance and approval to a research ethics committee before the study begins. This committee must be independent of the researcher, the sponsor and any other undue influence. It must take into consideration the laws and regulations of the country or countries in which the research is to be performed as well as applicable international norms and standards but these must not be allowed to reduce or eliminate any of the protections for research subjects set forth in this Declaration. The committee must have the right to monitor ongoing studies. The researcher must provide monitoring information to the committee, especially information about any serious adverse events. No change to the protocol may be made without consideration and approval by the committee.

16. Medical research involving human subjects must be conducted only by individuals with the appropriate scientific training and qualifications. Research on patients or healthy volunteers requires the supervision of a competent and appropriately qualified physician or other health care professional. The responsibility for the protection of research subjects must always rest with the physician or other health care

professional and never the research subjects, even though they have given consent.

17. Medical research involving a disadvantaged or vulnerable population or community is only justified if the research is responsive to the health needs and priorities of this population or community and if there is a reasonable likelihood that this population or community stands to benefit from the results of the research.

18. Every medical research study involving human subjects must be preceded by careful assessment of predictable risks and burdens to the individuals and communities involved in the research in comparison with foreseeable benefits to them and to other individuals or communities affected by the condition under investigation.

19. Every clinical trial must be registered in a publicly accessible database before recruitment of the first subject.

20. Physicians may not participate in a research study involving human subjects unless they are confident that the risks involved have been adequately assessed and can be satisfactorily managed. Physicians must immediately stop a study when the risks are found to outweigh the potential benefits or when there is conclusive proof of positive and beneficial results.

21. Medical research involving human subjects may only be conducted if the importance of the objective outweighs the inherent risks and burdens to the research subjects.

22. Participation by competent individuals as subjects in medical research must be voluntary. Although it may be appropriate to consult family members or community leaders, no competent individual may be enrolled in a research study unless he or she freely agrees.

23. Every precaution must be taken to protect the privacy of research subjects and the confidentiality of their personal information and to minimize the impact of the study on their physical, mental and social integrity.

24. In medical research involving competent human subjects, each potential subject must be adequately informed of the aims, methods, sources of funding, any possible conflicts of interest, institutional affiliations of the researcher, the anticipated benefits and potential risks of the study and the discomfort it may entail, and any other relevant aspects of the study. The potential subject must be informed of the right to refuse to participate in the study or to withdraw consent to participate at any time without reprisal. Special attention should be given to the specific information needs of individual potential subjects as well as to the methods used to deliver the information. After ensuring that the potential subject has understood the information,

the physician or another appropriately qualified individual must then seek the potential subject's freely-given informed consent, preferably in writing. If the consent cannot be expressed in writing, the non-written consent must be formally documented and witnessed.

25. For medical research using identifiable human material or data, physicians must normally seek consent for the collection, analysis, storage and/or reuse. There may be situations where consent would be impossible or impractical to obtain for such research or would pose a threat to the validity of the research. In such situations the research may be done only after consideration and approval of a research ethics committee.

26. When seeking informed consent for participation in a research study the physician should be particularly cautious if the potential subject is in a dependent relationship with the physician or may consent under duress. In such situations the informed consent should be sought by an appropriately qualified individual who is completely independent of this relationship.

27. For a potential research subject who is incompetent, the physician must seek informed consent from the legally authorized representative. These individuals must not be included in a research study that has no likelihood of benefit for them unless it is intended to promote the health of the population represented by the potential

subject, the research cannot instead be performed with competent persons, and the research entails only minimal risk and minimal burden.

28. When a potential research subject who is deemed incompetent is able to give assent to decisions about participation in research, the physician must seek that assent in addition to the consent of the legally authorized representative. The potential subject's dissent should be respected.

29. Research involving subjects who are physically or mentally incapable of giving consent, for example, unconscious patients, may be done only if the physical or mental condition that prevents giving informed consent is a necessary characteristic of the research population. In such circumstances the physician should seek informed consent from the legally authorized representative. If no such representative is available and if the research cannot be delayed, the study may proceed without informed consent provided that the specific reasons for involving subjects with a condition that renders them unable to give informed consent have been stated in the research protocol and the study has been approved by a research ethics committee. Consent to remain in the research should be obtained as soon as possible from the subject or a legally authorized representative.

30. Authors, editors and publishers all have ethical obligations with regard

to the publication of the results of research. Authors have a duty to make publicly available the results of their research on human subjects and are accountable for the completeness and accuracy of their reports. They should adhere to accepted guidelines for ethical reporting. Negative and inconclusive as well as positive results should be published or otherwise made publicly available. Sources of funding, institutional affiliations and conflicts of interest should be declared in the publication. Reports of research not in accordance with the principles of this Declaration should not be accepted for publication.

C. ADDITIONAL PRINCIPLES FOR MEDICAL RESEARCH COMBINED WITH MEDICAL CARE

31. The physician may combine medical research with medical care only to the extent that the research is justified by its potential preventive, diagnostic or therapeutic value and if the physician has good reason to believe that participation in the research study will not adversely affect the health of the patients who serve as research subjects.

32. The benefits, risks, burdens and effectiveness of a new intervention must be tested against those of the best current proven intervention, except in the following circumstances:

- The use of placebo, or no treatment, is acceptable in studies where no current proven intervention exists; or
- Where for compelling and scientifically sound methodological reasons the use of placebo is necessary to determine the efficacy or safety of an intervention and the patients who receive placebo or no treatment will not be subject to any risk of serious or irreversible harm. Extreme care must be taken to avoid abuse of this option.

33. At the conclusion of the study, patients entered into the study are entitled to be informed about the outcome of the study and to share any benefits that result from it, for example, access to interventions identified as beneficial in the study or to other appropriate care or benefits.

34. The physician must fully inform the patient which aspects of the care are related to the research. The refusal of a patient to participate in a study or the patient's decision to withdraw from the study must never interfere with the patient-physician relationship.

35. In the treatment of a patient, where proven interventions do not exist or have been ineffective, the physician, after seeking expert advice, with informed consent from the patient or a legally authorized representative, may use an unproven intervention if in the physician's judgement it offers hope of saving life, re-establishing health or alleviating

suffering. Where possible, this intervention should be made the object of research, designed to evaluate its safety and efficacy. In all cases, new information should be recorded and, where appropriate, made publicly available.

연구윤리 확보를 위한 지침

제정 2007. 2. 8. 과학기술부 훈령 제236호
개정 2008. 7. 28. 교육과학기술부 훈령 제 73호
개정 2009. 9. 23. 교육과학기술부 훈령 제141호
개정 2011. 6. 2. 교육과학기술부 훈령 제218호
개정 2012. 8. 1. 교육과학기술부 훈령 제260호

제1장 총칙

제1조(목적) 이 지침은 교육과학기술부 소관 연구개발사업을 추진 · 관리하거나 수행하는 대학 및 연구기관, 학술단체 등의 연구부정행위를 방지하고 연구윤리를 확보하는데 필요한 역할과 책임에 관하여 기본적인 원칙과 방향을 제시하고,「학술진흥법」제15조에서 위임한 사항을 정함을 목적으로 한다.

제2조(적용대상) ① 이 지침은 다음 각호의 사업을 수행하는 대학 및 연구기관, 학술단체(이하 "연구기관 등"이라 한다) 및 연구자와 이를 지원하고 관리 · 감독하는 전문기관(이하 "전문기관"이라 한다)에 적용한다.

1. 「기초연구진흥 및 기술개발지원에 관한 법률」 제6조에 따른 기초연구사업 및 제14조에 따른 특정연구개발사업
2. 「우주개발진흥법」 제6조의2에 따른 우주개발사업
3. 「핵융합에너지개발진흥법」 제8조에 따른 핵융합에너지연구개발사업
4. 「원자력진흥법」 제12조에 따른 원자력연구개발사업
5. 「과학기술기본법」 제17조에 따른 협동연구개발사업 및 제18조에 따른 과학기술협력사업

6. 「학술진흥법」제5조에 따른 학술지원사업

7. 그 밖에 교육과학기술부 장관이 필요하다고 인정하는 사업 및 분야

② 제1항의 사업 이외의 사업을 수행하는 기관 또는 단체가 제9조의 연구윤리 확보를 위한 자체규정을 마련하고자 할 경우 이 지침을 준용할 수 있다.

제3조(적용범위) 이 지침은 연구개발 과제의 제안, 연구개발의 수행, 연구개발결과의 보고 및 발표 등 연구개발의 전범위에 적용하며, 다른 법령에서 정한 경우를 제외하고는 이 지침을 따른다.

제4조(연구부정행위의 범위) ① 이 지침에서 정하는 연구부정행위는 다음 각 호를 말한다.

1. "위조"는 존재하지 않는 데이터또는연구결과 등을 허위로 만들어 내는 행위
2. "변조"는 연구 재료 · 장비 · 과정 등을 인위적으로 조작하거나 데이터를 임의로 변형 · 삭제함으로써 연구 내용 또는 결과를 왜곡하는 행위
3. "표절"은 타인의 아이디어, 연구내용 · 결과 등을 적절한 인용 없이 사용하는 행위
4. "부당한 논문저자 표시"는 연구내용 또는 결과에 대하여 공헌 또는 기여를 한 사람에게 정당한 이유 없이 논문저자 자격을 부여하지 않거나, 공헌 또는 기여를 하지 않은 자에게 감사의 표시 또는 예우 등을 이유로 논문저자 자격을 부여하는 행위
5. 본인 또는 타인의 부정행위의 의혹에 대한 조사를 고의로 방해하거나 제보자에게 위해를 가하는 행위
6. 그 밖에 인문 · 사회 및 과학기술 분야 등 각 학문분야에서 통상적으로 용인되는 범위를 심각하게 벗어난 행위 등

② 연구기관 등의 장은 제1항에 따른 연구부정행위 외에도 자체 조사 또는 예방이 필요하다고 판단되는 행위를 자체규정에 포함시킬 수 있다.

제2장 연구기관등과 전문기관의 역할과 책임

제5조(연구환경 및 연구관리 제도의 개선) ① 연구기관등의 장은 연구자가 연구에 전념하고 연구윤리를 준수할 수 있도록 합리적이고 자율적인 연구 환경과 연구 문화를 조성하는데 적극 노력하여야 한다.

② 연구기관 등의 장은 연구윤리를 확보하고 연구부정행위의 발생을 예방하기 위하여 연구수행 과정에서의 갈등이나 분쟁을 중재하거나 조정하는 기구를 설치 · 운영할 수 있다.

③ 연구자는 연구에 전념하고 연구윤리를 준수하며 연구부정행위를 예방하기 위하여 노력하여야 한다.

제6조(연구윤리자문위원회 구성 · 운영) ① 교육과학기술부장관은 연구윤리 정책 등에 대한 전반적인 자문을 받기 위하여 관계전문가로 구성된 연구윤리자문위원회를 둘 수 있다.

② 연구윤리자문위원회는 위원장 1인을 포함하여 15인 이내로 구성한다.

③ 연구윤리자문위원회의 위원은 관련분야의 학식과 경험이 풍부한 자 중에서 교육과학기술부장관이 위촉하며, 위원장은 위원 중에서 호선한다.

④ 그 밖의 위원회 운영을 위하여 필요한 사항은 위원장이 따로 정한다.

⑤ 연구윤리자문위원회의 자문에 대하여는 예산의 범위 안에서 필요한 비용을 지급할 수 있다.

제7조(자신의 연구결과 사용) 연구자는 다음 각 호의 사항을 준수하도록 노력하여야 한다.

1. 연구논문 등 작성 시 이전에 발표하지 않은 자신의 연구결과를 사용
2. 자신의 이전 연구결과와 동일하거나 실질적으로 유사한 저작물을 게재 · 출간하여 본인의 연구결과 또는 성과 · 업적등으로 사용하는 행위금지
3. 연구자가 자신의 이전 연구결과를 사용하고자 할 경우에는 인용사실을 표시하거나, 처음 게재한 학술지 등의 편집자 또는 발행자의 허락을 받은 후 사용

제8조(연구윤리에 대한 교육 및 지원) ① 연구기관 등의 장은 연구자가 연구수행 과정에서 연구윤리를 준수하고 연구부정행위에 대응 할 수 있도록 교육을 실시하여야 한다.

② 교육과학기술부장관과 전문기관의 장은 연구윤리 인식 확산을 위한 교육 · 홍보 및 정보 제공, 연구윤리 교육 자료의 개발 · 보급 등을 위해 필요한 지원 시책을 마련하여야 한다.

③ 교육과학기술부장관은 연구기관 등이 다음 각 호의 연구윤리 확보를 위한 조치를 추진할 경우 경비의 전부 또는 일부를 예산의 범위 내에서 지원할 수 있다.

1. 연구윤리 강화를 위한 전담부서 운영에 필요한 경비
2. 연구윤리 교육 및 전문인력양성을 위한 사업에 필요한 경비
3. 연구윤리 문화 확산 및 홍보를 위한 사업에 필요한 경비
4. 그 밖에 연구부정행위 방지를 위한 각종 사업에 필요한 경비

제9조(연구윤리 자체규정 마련) ① 「학술진흥법시행령」제17조제1항 및 「국가연구개발사업의 관리 등에 관한 규정」 제31조제1항의 연구윤리에 관한

자체규정(이하 "자체규정"이라 한다)에는 다음 각 호의 사항을 포함하여야 한다. 다만, 정부출연연구기관 및 고등교육법 제2조의 대학 이외의 연구기관은 협약 체결시 이 지침에서 제시하는 연구부정행위의 검증, 보고, 후속조치 등을 포함하는 경우 자체규정을 마련한 것으로 본다.

1. 연구부정행위의 범위
2. 연구부정행위의신고접수및조사등을담당하는 기구,부서또는책임자
3. 연구부정행위 자체조사 절차 및 기간
4. 예비조사 및 본조사실시를 위한 위원회(이하 "조사위원회"라 한다) 등 검증기구의 구성 및 운영 원칙
5. 제보자 및 피조사자 보호방안
6. 판정 이후의 처리절차

② 자체규정은 제2조 제1항 각 호의 사업 이외에도 적용할 수 있다.

제10조(연구부정행위 처리) ① 교육과학기술부장관, 전문기관 및 연구기관 등의 장은 연구부정행위 제보 접수창구를 마련하여야 한다.

② 교육과학기술부 및 전문기관이 연구부정행위에 대한 제보를 접수하였거나 그 발생사실을 인지하였을 경우에는 해당 기관에 내용을 이관하여 조사될 수 있도록 조치하여야 한다.

③ 교육과학기술부 또는 전문기관은 다음 각 호 어느 하나에 해당하는 경우 연구부정행위 검증을 위한 조사를 할 수 있다.

1. 제보자 또는 피조사자가 제22조제3항에 따른 재조사 요청내용에 합리적인 이유가 있다고 인정되는 경우
2. 연구기관 등의 판정 또는 절차에 중대한 하자가 발견되어 재조사가 필요한 경우
3. 연구기관 등이 공정하고 합리적인 조사를 할 수 없다고 판단한 경우

4. 연구기관 등의 장이 제13조제2항에 따른 조사를 요청한 경우

제3장 연구부정행위 제보자 등에 대한 보호

제11조(제보자의 권리 보호) ① 제보자는 연구부정행위를 인지하여 인지한 사실 또는 관련 증거를 해당 연구기관 등 또는 교육과학기술부, 전문기관에 알린 자를 말한다.

② 제보는 구술 · 서면 · 전화 · 전자우편 등의 방법을 통하여 실명으로 하여야 한다. 단, 익명 제보라 하더라도 연구과제명, 논문명, 구체적인 연구부정행위 등이 포함된 증거를 서면이나 전자우편으로 받은 경우 연구기관 등 및 전문기관은 실명 제보에 준하여 처리할 수 있다.

③ 교육과학기술부장관, 전문기관 및 연구기관 등의 장은 제보자가 연구부정행위를 제보했다는 이유로 신분상의 불이익이나 근무조건상의 차별을 받지 않도록 보호하여야 한다.

④ 제보자의 신원에 관한 사항은 정보공개의 대상이 되지 않는다.

⑤ 제보자가 제3항의 불이익 또는 차별을 받거나 자신의 의지에 반하여 신원이 노출될 경우 해당 기관이 이에 대한 책임을 진다.

⑥ 제보자는 제보 접수기관 또는 조사기관에 연구부정행위 신고 이후에 진행되는 절차 및 일정 등에 대해 알려줄 것을 요구할 수 있으며 해당 기관은 이에 성실히 응하여야 한다.

⑦ 제보내용이 허위인 줄 알았음에도 불구하고 이를 제보한 제보자는 보호 대상에 포함되지 않는다.

제12조(피조사자의 권리 보호) ① 피조사자는 제보자의 제보나 연구기

관 등의 인지로 연구부정행위의 조사 대상이 된 자 또는 조사과정에서 연구부정행위에 가담한 것으로 추정되어 조사 대상이 된 자를 말하며, 조사과정에서의 참고인이나 증인은 이에 포함되지 아니한다.

② 조사기관은 검증과정에서 피조사자의 명예나 권리를 침해하지 않도록 주의하여야 한다.

③ 연구부정행위에 대한 의혹은 판정 전까지 외부에 공개되어서는 아니 된다. 다만, 제23조제3항 각 호의 사항이 발생하여 필요한 조치를 취하고자 할 때에는 해당되지 아니한다.

④ 피조사자는 조사기관에 연구부정행위의 절차 및 일정 등에 대해 알려줄 것을 요구할 수 있으며, 해당 기관의 장은 이에 성실히 응하여야 한다.

제4장 연구부정행위 검증 절차와 기준

제13조(연구부정행위 검증 책임주체) ① 연구부정행위에 대한 검증 책임은 해당 연구가 수행될 당시 연구자의 소속 기관에 있다.

② 연구기관 등은 제1항에도 불구하고 다음 각 호의 어느 하나에 해당되는 때에는 전문기관에 직접 조사를 실시해 줄 것을 요청할 수 있다. 요청을 받은 전문기관은 특별한 사유가 없는 한 이에 응하여야 한다.

1. 검증 전문가 확보가 어려워 자체조사가 곤란한 경우
2. 공정하고 합리적인 조사를 할 수 없다고 판단한 경우
3. 2개 이상의 연구기관이 참여한 연구부정행위에 대한 검증이 원활하게 이루어지지 않을 경우

제14조(연구부정행위검증원칙) ① 연구부정행위 여부를 입증할 책임은

해당 기관의 조사위원회에 있다. 단, 조사위원회가 요구한 자료를 피조사자가 고의로 훼손하거나 제출을 거부한 경우에 그 책임은 피조사자에게 있다.

② 조사위원회는 제보자와 피조사자에게 의견진술,이의제기및변론의 권리와 기회를 보장하여야 하며 관련 절차 및 일정을 사전에 알려주어야 한다. 이 경우 피조사자에게는 해당 제보내용을 함께 알려주어야 한다.

③ 연구기관 등의 장은 조사위원회가 부당한 압력이나 간섭을 받지 않고 독립성과 공정성을 유지할 수 있도록 노력하여야 한다.

④ 제보 받은 사항에 대한 연구부정행위 여부의 판단은 해당 연구가 수행되거나 결과물을 제출 또는 발표할 당시의 관련 규정 또는 학계 · 연구계의 통상적 판단기준에 따른다.

제15조(연구부정행위 검증 절차) ① 전문기관 및 연구기관 등의 장이 연구부정행위를 검증하고자 할 때에는 “예비조사”와 “본조사”, “판정”의 절차를 거쳐야 한다.

② 예비조사와 본조사는 조사위원회를 구성하여 실시하여야 하며 필요한 경우 제1항의 검증 절차 외에도 필요한 절차를 추가할 수 있다.

③ 해당 기관의 장은 연구부정행위에 대한 충분한 혐의를 인지하였을 때에는 예비조사 절차를 거치지 아니하고 바로 본조사에 착수할 수 있다.

제16조(예비조사) ① 예비조사는 연구부정행위 의혹에 대하여 본조사 실시 여부를 결정하기 위한 절차로, 제보를 접수한 날로부터 30일 이내에 착수하여야한다.예비조사기구의 형태는 해당기관의 장이 자율적으로 정한다.

② 해당 기관의 장은 피조사자가 연구부정행위 사실을 모두 인정한 때에는 본조사를 거치지 않고 바로 판정을 내릴 수 있다.

③ 해당기관의 장은 증거자료에 대한 중대한 훼손 가능성이 있다고 판단

되는 경우에는 조사위원회 구성 이전이라도 제20조제2항에 따른 증거자료 보전을 위한 조치를 취할 수 있다.

④ 해당기관의 장은 예비조사가 종료된 날로부터 10일 이내에 제보자에게 예비조사 결과를 문서로 통보하여야 하며, 본조사를 실시하지 않기로 결정한 경우에는 이에 대한 구체적인 사유를 포함하여야 한다. 단, 익명제보의 경우는 그러하지 않는다.

제17조(본조사) ① 본조사는 연구부정행위의 사실 여부를 입증하기 위한 절차로, 제18조에 따른 조사위원회를 구성하여 실시하여야 한다.

② 조사위원회는 제14조제2항에 따라 제보자와 피조사자에게 의견진술 등의 기회를 주어야 하며, 당사자가 이에 응하지 않을 경우에는 이의가 없는 것으로 간주한다.

제18조(조사위원회구성등) ① 해당기관의 장은 본조사를 위해 위원장 1인을 포함한 5인 이상으로 조사위원회를 구성하여야 한다. 다만, 해당 기관의 실정과 연구부정행위의 규모 · 범위 등을 고려하여 다른형태의 검증기구를 설치 · 운영할 수 있다.

② 제1항의 조사위원회 또는 검증기구를 구성할 때에는 해당 연구분야의 전문가 및 해당 기관 소속이 아닌 외부인이 다음 각 호와 같이 포함되어야 한다.

1. 해당 연구 분야 전문가 50% 이상
2. 해당 기관 소속이 아닌 외부인 30% 이상

제19조(조사위원의 제척 · 기피 · 회피 등) ① 다음 각 호의 어느 하나에 해당하는 경우에는 당해 사건에 조사위원이 될 수 없다.

1. 제보자 또는 피조사자와 민법 제777조에 따른 친인척 관계가 있거나

있었던 자

2. 제보자 또는 피조사자와 사제관계에 있거나 공동으로 연구를 수행하거나 하였던 자

3. 기타 조사의 공정성을 해할 우려가 있다고 판단되는 자

② 해당기관의 장은 본조사 착수 이전에 제보자에게 제18조제1항에 따른 조사위원 명단을 알려야 하며, 제보자가 정당한 사유로 조사위원에 대해 기피신청을 할 경우 이를 수용하여야 한다. 단, 제보자의 사정에 의해 연락을 취할 수 없을 경우에는 해당하지 않으며, 이 경우 관련 내용을 조사결과보고서에 포함시켜야 한다.

③ 조사위원이 조사대상 과제와 이해관계가 있는 경우 스스로 회피 신청을 하여야 한다.

제20조(조사위원회의 권한) ① 조사위원회는 조사과정에서 제보자, 피조사자, 증인 및 참고인에게 진술을 위한 출석을 요구할 수 있으며, 이 경우 피조사자는 반드시 이에 응하여야 한다.

② 조사위원회는 피조사자에게 자료의 제출을 요구할 수 있으며,증거자료의 보전을 위하여 해당 기관의 장의 승인을 얻어 연구부정행위 관련자에 대한 실험실 출입제한 및 관련 자료의 보전을 위한 조치를 취할 수 있다.

③ 조사위원회는 해당기관의 장에게 연구부정행위 관련자에 대한 적절한 제재조치를 건의할 수 있다.

제21조(판정) ① 판정은 해당기관의장이 조사결과를 확정하여 이를 제보자와 피조사자에게 문서로 통보하는 것을 말한다.

② 예비조사 착수 이후 판정까지의 모든 조사는 6개월 이내에 종료하여야 한다. 단, 이기간 내에 조사가 이루어지기 어렵다고 판단될 경우 해당 기관은

제보사실 이관기관, 제보자 및 피조사자에게 그 사유를 통보하고 조사 기간을 연장할 수 있다.

제22조(이의신청 등) ① 제보자 또는 피조사자는 예비조사 결과 또는 판정결과에 이의가 있는 경우 그 결과를 통보받은 날부터 30일 이내에 조사를 실시한 기관의 장에게 서면으로 이의신청을 할 수 있다.

조사를 실시한 기관의 장은 제1항에 따른 이의신청에 대하여 특별한 사유가 없으면 이의신청이 접수된 날로부터 60일 이내에 처리하여야 한다.

제보자 또는 피조사자는 이의신청과는 별도로 교육과학기술부장관 또는 전문기관의 장에게 당해 건에 대하여 재조사를 요청할 수 있다.

제5장 조사결과에 대한 후속조치 등

제23조(조사결과의 제출) ① 전문기관 및 연구기관 등의 장은 예비조사 및 본조사를 실시한 경우 조사 종료 후 각각 10일 이내에 교육과학기술부장관에게 그 결과를 제출하여야 한다.

② 제1항의 보고서에는 다음 각 호의 사항이 반드시 포함되어야 한다.

1. 제보의 내용
2. 조사결과
3. 조사위원회의 위원 명단(본조사의 경우에 한한다)
4. 본조사 실시 여부 및 판단의 근거(예비조사의 경우에 한한다)
5. 해당 연구에서의 피조사자의 역할과 연구부정행위의 사실 여부(본조사의 경우에 한한다)
6. 관련 증거 및 증인, 참고인 기타 자문에 참여한 자의 명단(본조사의 경

우에 한한다)

7. 제보자와 피조사자의 진술내용

8. 검증결과에 따른 처분요구결과(본조사의 경우에 한한다)

③ 연구기관 등의 장은 조사 과정에서 다음 각 호의 사항을 발견한 경우 즉시 교육과학기술부장관 및 전문기관의 장에게 보고하여야 하며, 이를 보고받은 교육과학기술부장관 및 전문기관의 장과 조사를 실시한 연구기관 등의 장은 수사기관에 수사의뢰 또는 고발 등의 조치를 취할 수 있다.

1. 법령 또는 해당 규칙에 중대한 위반사항

2. 공공의 복지 또는 안전에 중대한 위험이 발생하거나 발생할 우려가 명백한 경우

3. 기타 전문기관 또는 공권력에 의한 조치가 필요한 경우

제24조(조사결과에 대한 후속조치) ① 교육과학기술부장관은 제23조제1항에 따라 통보받은 조사결과가 연구부정행위로 판단되는 경우에는 연구과제의 협약해약, 참여제한 또는 사업비 환수, 연구부정행위 자에 대한 징계 요구 등의 후속조치를 취할 수 있으며, 이를 해당 기관에 통보하여야 한다.

② 교육과학기술부장관은 제23조제1항에 따른 보고서가 합리성과 타당성에 문제가 있다고 판단되는 경우, 해당 기관에 대하여 추가조사 및 조사와 관련된 자료의 제출을 요구하거나 필요한 경우 직접 재조사를 실시할 수 있다.

제25조(조사의 기록과 정보의 공개) ① 조사를 실시한 기관은 조사 과정의 모든 기록을 음성, 영상, 또는 문서의 형태로 반드시 5년 이상 보관하여야 하며, 교육과학기술부는 제23조제1항에 따라 제출받은 해당 보고서를 10년 이상 보관하여야 한다.

② 조사보고서 및 조사위원 명단은 판정이 끝난 이후에 공개할 수 있다.

③ 조사위원, 증인, 참고인, 자문에 참여한 자의 명단 등은 당사자에게 불이익을 줄 가능성이 있을 경우 공개하지 않을 수 있다.

제26조(업무의 위탁) 교육과학기술부장관은 제10조제1항 및 제3항과 관련한 연구부정행위의 접수 및 조사에 관한 사항, 제23조제3항과 관련한 수사의뢰 또는 고발 등에 관한 사항, 제24조제1항 및 제2항과 관련한 후속조치 및 조사, 제25조제1항과 관련한 보고서의 보관 등에 관한 사항을 전문기관에 위탁할 수 있다.

제27조(국가과학기술위원회의 조사요청) 교육과학기술부장관은 국가적 현안으로 대두되어 범정부 차원의 조사가 필요하다고 인정되는 사안 등에 대해서는 국가과학기술위원회에 조사를 요청할 수 있다.

제28조(재검토기한) 「훈령 · 예규 등의 발령 및 관리에 관한 규정」(대통령훈령 제248호)에 따라 이 훈령 발령 후의 법령이나 현실여건의 변화 등을 검토하여 이 훈령의 개정 등의 조치를 하여야 하는 기한은 2013년 12월 31일까지로 한다.

부 칙(2007. 2. 8. 과학기술부훈령 제236호)

제1조(시행일) 이 지침은 발령한 날로부터 시행한다.

제2조(자체규정) 제2조제1항의 대상기관 중 정부출연연구기관 및 「고등교육법」 제2조의 대학은 이 지침이 제시하는 원칙과 기준을 토대로 발령일 이후

국가연구개발사업 · 과제의 수행을 위한 협약을 체결한 날로부터 6개월 이내에 연구윤리의 확보 및 진실성 검증을 위한 자체규정을 마련하여야 한다. 다만, 별표에 해당하는 연구기관은 지침 발령일로부터 3개월 이내 마련하여야 한다.

별표

발령일로부터 3개월 이내에 자체규정을 마련해야 하는 기관

1. 「과학기술기본법」제32조제2항의 정부출연연구기관등과「과학기술분야 정부출연연구기관 등의 설립 · 운영 및 육성에 관한 법률」제8조의 규정에 따라 설립된 연구기관
2. 「고등교육법」제2조의 대학 중 2002년에서 2004년간 연평균 100억원 이상의 연구개발비를 정부로부터 지원받은 대학

부 칙(2008. 7. 28. 교육과학기술부훈령 제73호)

제1조(시행일) 이 지침은 발령한 날로부터 시행한다.

제2조(자체규정) 이 지침 시행이전에 종전의 규정에 의하여 처리된 사항은 이 규정에 따라 처리한 것으로 본다.

부 칙(2009. 9. 23. 교육과학기술부훈령 제141호)

제1조(시행일) 이 지침은 발령한 날로부터 시행한다.

부 칙(2011. 6. 2. 교육과학기술부훈령 제218호)

제1조(시행일) 이 지침은 발령한 날부터 시행한다.

제2조(경과조치) 이 지침 시행 전 구성된 「연구윤리자문위원회」는 이 지침 제6조에 따라 처리한 것으로 본다.

부 칙(2012. 8. 1. 교육과학기술부훈령 제260호)

제1조(시행일) 이 지침은 발령한 날부터 시행한다.

서울대학교 연구윤리 지침

제정 2008. 6. 24

개정 2010. 7. 16

전문

서울대학교는 우수한 인재를 양성하는 고등교육기관임과 동시에 교직원, 연구원, 대학원생 등의 연구자들로 구성된 한국의 선도적 연구기관이다. 선도적 연구기관을 구성하는 서울대학교의 연구진은 학문의 발전을 통하여 한국 사회의 발전 뿐 아니라 인류공영에 이바지하는 모범을 보여야 하는 중대한 책무를 지닌다.

연구자들의 지적 호기심은 탐구를 향한 원동력이며, 호기심으로 유발된 탐구는 우호적 환경을 통하여 꾸준히 지원될 때에 비로소 창의적 결과로 태어날 수 있다. 학문의 자유는 연구의 모든 과정에 생명을 불어넣는다. 사회적 통념, 편견, 관습은 때로 새로운 탐구 영역에 대한 호기심을 마비시킬 수 있으며, 때로 유발된 호기심이 창의적 연구를 통하여 사회 발전에 기여할 것이 기대되는 서울대학교의 연구자에게는 유형, 무형의 구속이 없이 연구할 자유가 보장되어야 한다.

그러나 모든 자유에는 책임이 따른다는 명제가 진리임을 잊어서는 아니 된다. 연구행위는 사회적 행위이므로 그 사회에 통용되는 규범으로부터 자유로울 수 없다. 더 나아가 한국의 선도적 연구기관인 서울대학교의 연구진은 연구행위를 통하여 사회적 규범을 따르는 모범을 보일 책임이 있다. 아울러 서울대학교의 연구는 한국이라는 지역 사회를 넘어 국제 사회의 주목을 받고 있다. 따라서 서울대학교의 연구물은 국제적 규범에 부응하여야 하며, 서울대학교 연구의 윤리성은 연구자 개인, 그의 소속기관인 서울대학교와 더불어 국가의 신뢰도에도 영향을 줄 수 있는 폭넓은 함의를 갖는다.

세계는 변화하고 있으며, 지난 반세기 동안 한국 사회는 더 빠른 속도로 변화하였다. 다가오는 지식기반 사회에서 국가의 학문과 기술 수준은 국가 능력의 중요한 척도로 여겨지고 있으며, 대학은 이러한 지식 경쟁의 중심에 서 있다. 대학과 연구자 개인은 사회로부터 부단한 연구 경쟁과 연구능력의 평가를 요구받고 있다. 또한 점차 확대되는 과학기술의 사회적 경제적 파급효과는 연구를 둘러싼 첨예한 이해관계를 야기하기도 한다. 환경의 변화는 연구와 관련된 새로운 행위규범을 요구한다. 본 연구윤리 지침은 서울대학교의 구성원들이 변화하는 환경 속에서 새로이 대두되는 사회적 요청에 미래지향적으로 부응하기 위한 초석으로 마련되었다.

제1장 연구자의 책임과 의무

제1조 (학문의 자유와 사회적 책임)

서울대학교의 연구자는 연구를 수행함에 있어서 학문의 자유에 기초하여 창의적 연구를 할 수 있는 권리를 가짐과 동시에 연구가 장기적으로 인류문화 사회에 영향을 미침을 깊이 인식한다.

제2조 (지도자로서의 책임)

① 교수는 연구원 및 학생들의 연구가 창의적으로 이루어지도록 성실히 지도하여야 한다.

② 교수는 연구원 및 학생들이 연구수행과정에서 준수해야 할 본 연구윤리지침을 포함한 윤리기준을 숙지시켜야 한다.

③ 교수는 연구원 및 학생들에게 공정하게 저자자격을 부여하고 자원을 배분하며 그들을 정당하게 대우하여야 한다.

④ 교수는 박사후연구원 등 학문후속세대가 독립된 연구자로 성장할 수 있도록 지원하여야 한다.

제3조 (연구비 지원을 받을 때의 책임)

① 연구자는 연구를 위해 재정지원을 일부 또는 전부 지원받았을 때에는 이를 적절하게 밝혀야 하고, 재원을 투명하게 관리하여야 한다.

② 연구비를 지원받을 경우, 학문의 진실성과 자유를 제한받지 않도록 해야 한다.

③ 연구용역의 결과 혹은 연구용여고가정에서 얻은 자료를 근거로 학술논문을 작성할 경우에는 연구비를 지원받은 사실을 명시함을 원칙으로 한다.

제4조 (연구경력의 표현 시 지켜야 할 책임)

① 자신의 교육경력이나 연구경력을 과상, 왜곡, 허위기재를 하지 않아야 한다.

② 연구비 지원 등 개인의 이익을 취하기 위해, 자신에게 불리한 연구경력을 고의로 축소하거나 누락해서는 아니 된다.

제2장 연구발표에 있어서의 진실성

제5조 (원칙)

연구자는 연구결과를 발표함에 있어 다음 각 호의 사항들을 준수함으로써 학문적 진실성을 최대한 유지하여야 한다.

1. 자신의 연구결과를 보고 · 발표할 때 정확하고 진실하게 서술하여야 한다.
2. 연구결과가 발표된 이후에 본 연구윤리지침 위반 사항을 발견한 경우에는 지체 없이 연구결과의 전부 또는 일부를 철회하여야 한다.
3. 연구결과를 대중매체에 과장하여 공개하여서는 아니 된다.

제6조 (연구자료의 기록 및 연구결과의 도출)

연구자는 정확하고 검증된 연구자료에 의거하여 연구를 수행하고 진실에 부합하는 연구결과를 도출하여 발표하여야 하며, 다음 각 호의 행위를 하여서는 아니 된다.

1. 제3장 제14조의 규정에 의한 연구데이터 또는 연구자료를 허위로 만들거나 기록 또는 보고하는 행위
2. 연구데이터를 과장, 축소 또는 왜곡하여 해석함으로써 진실하지 아니한 연구결과를 도출하는 행위

제7조 (타인의 연구성과 사용)

① 연구자는 연구문헌 · 연구계획서를 작성함에 있어 원칙적으로 자신의 연구 아이디어 또는 자신의 연구데이터에 기초하여 자신의 문장으로 표현하여야 한다.

② 연구자는 연구문헌 · 연구계획서를 작성함에 있어 이미 발표(연구계획서, 학술지게재 심사용 논문 등과 같이 출간되지 아니한 경우도 포함한다)되거

나 출간된 타인의 연구성과를 그대로 또는 다른 형태로 변형하여 자신의 연구성과인 것처럼 사용하여서는 아니 된다.

③ 연구자는 연구문헌 · 연구계획서를 작성함에 있어 자신의 연구의 독자성을 해하지 않는 범위 내에서 타인의 연구 아이디어, 연구데이터 및 문장을 부분적으로 사용할 수 있다. 다만, 이 경우에는 정확한 출처표시 또는 인용표시를 하여야 하고, 다음 각 호의 행위를 하여서는 아니 된다.

1. 타인의 연구 아이디어 및 연구데이터의 전부 또는 일부를 서술방식을 달리하여 마치 자신의 문장인 것처럼 표현하는 행위
2. 타인의 저술 문장을 마치 자신의 문장인 것처럼 사용하는 행위(타인의 연속된 2개 이상의 문장을 인용표시 없이 그대로 사용한 경우에는 이에 해당하는 것으로 추정하고 전공 분야의 특성과 해당 학계의 의견을 고려하여 최종적으로 판정한다)
3. 단어의 첨삭, 동의어 대체 등의 변형을 통하여 타인의 저술을 발췌하고 조합하여 마치 자신의 연구성과인 것처럼 사용하는 행위(다만, 발췌 조합에 있어 소재의 선택 또는 배열에 창작성이 인정되고 정확한 출처표시 또는 인용표시가 되어 있는 경우는 제외한다.)

④ 정확한 출처표시 또는 인용표시를 한 경우에도 연구의 독자성을 해할 정도로 타인의 연구성과 또는 그 재구성에 의존하여서는 아니 된다. 다만, 리뷰논문review article과 같이 학계의 연구동향을 소개, 정리 또는 평가하는 경우는 제외한다.

⑤ 제2항 및 제3항의 규정에도 불구하고, 연구자는 이미 발표된 타인의 연구 성과가 이미 교과서, 그에 준하는 서적, 또는 공개적으로 출간된 데이터 파일에 게재되어 일반적 지식으로 통용되는 경우에는 그 연구성과의 전부 또는 일부를 출처표시 및 인용표시 없이 사용할 수 있다.

제8조 (자신의 연구성과 사용)

① 연구자는 연구문헌을 작성함에 있어 원칙적으로 자신의 연구 아이디어, 연구데이터 및 문장을 사용하여야 하고, 이전에 발표한 적이 없는 연구 결과물을 담아야 한다.

② 연구자는 연구문헌을 작성함에 있어 당해 연구의 독자성을 해하지 않는 범위 내에서 이미 게재 · 출간된 자신의 연구 결과물을 부분적으로 사용할 수 있다. 다만, 연구데이터는 정확한 출처표시와 함께 사용하여야 하며, 당해 연구에서 처음 발표하는 것처럼 제시해서는 아니 된다. 과거에 작성한 논문에서 최소한 한 단락 이상, 또는 5개 이상의 문장을 연속적으로 재사용하는 경우에는 정확한 출처와 인용 표시를 하여야 한다.

③ 연구자는 이미 발표된 자신의 연구성과가 이미 교과서 또는 공개적으로 출간된 데이터 파일에 게재되어 일반적 지식으로 통용되는 경우에는 그 연구성과의 전부 또는 일부를 출처표시 및 인용표시 없이 사용할 수 있다.

제9조 (중복게재 · 출간의 제한)

① 연구자는 이미 게재 · 출간된 자신의 논문이나 저서의 전부 또는 일부를 정확한 출처표시 및 인용표시 없이 동일 언어 또는 다른 언어로 중복하여 게재 · 출간하여서는 아니 된다. 연구데이터나 문장이 일부 다르더라도 전체적으로 동일성이 인정되는 경우에도 또한 같다.

② 제1항의 규정에도 불구하고, 연구자는 다음 각 호의 어느 하나의 경우에 해당하는 게재 · 출간을 할 수 있다. 다만, 제1호부터 제6까지의 경우에는 정확한 출처표시 또는 인용표시를 하는 것을 원칙으로 한다. 다만, 전공분야의 특성과 해당 학계의 의견을 고려하여 예외를 인정할 수 있다.

1. 학위논문의 전부 또는 일부를 별개의 논문 또는 저서로 게재 · 출간하는 경우
2. 연구용역 보고서의 전부 또는 일부를 논문 또는 저서로 게재 · 출간하는 경우
3. 이미 게재된 논문들을 모아 서서로 출간하는 경우
4. 동일한 논문이나 저서의 전부 또는 일부를 동일 또는 다른 언어로 게재 · 출간하면서 해당 저작권자의 동의를 얻은 경우
5. 학술지에 짧은 서간논문(letter, brief communication 등)을 게재한 후 이를 긴 논문으로 바꾸어 게재 · 출간하거나, 연구 데이터, 해석 또는 자세한 연구수행과정의 정보 등을 추가하여 게재 · 출간하는 경우
6. 이미 게재 · 출간된 논문 및 저서의 전부 또는 일부가 저자의 승인 하에 다른 편저자에 의해 선택, 편집되어 선집anthology의 형태로 출간되거나, 학술지의 특집호에 게재되는 경우
7. 이미 게재 · 출간된 논문 또는 저서의 내용 전부 또는 일부를 교양서, 대중잡지 등 비학술용(非學術用) 출판물에 쉽게 풀어 써서 게재 · 출간하는 경우
8. 그 밖에 위 각 호에 준하는 게재 · 출간으로서 학문적 진실성에 위반되지 아니하는 경우

③ 이미 발표된 연구결과를 지식재산권으로 등록하는 것은 제1항 및 제2항의 규정과 관계없이 허용된다.

제10조 (저자 표시)

① 연구자는 공동연구를 수행할 때 연구자들의 역할과 상호관계를 분명히 하고 그에 따른 책임을 다해야 한다.

② 연구자는 연구의 계획, 개념정립, 수행, 결과분석 및 연구결과의 작성

에 현저하게 기여한 연구자들을 반드시 저자 또는 발표자로 표시하여야 한다.

③ 연구결과를 발표할 때 저자 또는 발표자의 표시 순서는 참여한 연구자들의 합의에 따라 결정하되, 연구의 기여도 및 해당 전공분야의 특성과 합리적 관행에 따라 공정하게 정해져야 한다.

④ 연구결과 발표자의 소속은 실험 및 집필 등 연구를 수행할 당시의 소속으로 표시하여야 한다. 다만, 해당 전공분야에 이와 다른 관행이 통용되는 경우에는 그에 따를 수 있다.

⑤ 연구의 계획, 수행, 개념정립, 결과분석 및 연구결과의 작성에 기여한 바가 없는 사람을 감사의 표시 또는 예우 등의 이유로 저자 또는 발표자로 포함시켜서는 아니 된다.

⑥ 연구책임자 또는 교수는 소속 연구원 또는 지도학생에 대하여 기여도에 부합하지 아니하는 저자 자격 또는 순서를 요구하여서는 아니 된다.

제11조 (연구부정행위)

고의 또는 연구상 중대한 과실(연구자로서의 통상의 주의의무를 현저히 위반한 경우를 의미한다)로 연구의 제안 · 수행 · 보고 · 발표 등 전 과정에서 다음 각 호의 어느 하나에 해당하는 행위를 한 연구자는 연구부정행위의 책임을 진다.

1. 제6조 제1항을 위반하여 연구데이터 또는 연구자료를 허위로 만들거나 기록 또는 보고하는 행위
2. 제6조 제2항을 위반하여 연구데이터를 임의로 변경 · 추가 · 누락함으로써 연구자료를 조작하는 행위
3. 제7조 제2항 또는 제3항을 위반하여 타인의 연구성과, 연구아이디어, 연구데이터 및 문장을 마치 자신의 것처럼 사용하는 행위

제12조 (연구부적절행위)

① 연구상 중대하지 아니 한 과실로 인하여 연구의 제안 · 수행 · 보고 · 발표 등 전 과정에서 제11조 각 호의 어느 하나의 행위를 한 연구자는 연구부적절행위의 책임을 진다.

② 고의 또는 중대한 연구상 과실로 다음 각 호의 어느 하나의 행위를 한 연구자는 연구부적절행위의 책임을 진다.

1. 제6조 제3호를 위반하여 연구데이터를 과장, 축소 또는 왜곡하여 해석함으로써 진실하지 아니한 연구결과를 도출하는 행위
2. 제7조 제3항을 위반하여 타인의 연구 아이디어, 연구 데이터 및 문장을 정확한 출처표시 또는 인용표시 없이 사용하는 행위로서 제11조 제3호에 해당하지 않는 경우
3. 제7조 제4항을 위반하여 연구의 독자성을 해할 정도로 타인의 아이디어, 연구 데이터 및 문장에 의존하는 행위(출처표시 또는 인용표시 여부를 불문한다)
4. 제8조 제1항을 위반하여 이미 게재 · 출간된 자신의 연구 아이디어, 연구 데이터 및 문장을 마치 당해 연구에서 처음 발표하는 것처럼 사용하는 행위
5. 제8조 제2항을 위반하여 연구의 독자성을 해할 정도로 이미 게재 · 출간된 자신의 연구 아이디어, 연구 데이터 및 문장에 의존하는 행위(출처표시 또는 인용표시 여부를 불문한다)
6. 제9조를 위반하여 이미 게재 · 출간된 자신의 논문 · 저서 · 보고서의 전부 또는 일부를 정확한 출처표시 및 인용표시 없이 동일 언어 또는 다른 언어로 중복하여 게재 · 출간하는 행위
7. 제10조 제2항 또는 제5항에 위반하여 연구에 직접적으로 기여한 바가 없는 자를 공저자에 포함시키거나 직접적으로 기여한 자를 공저자에서

고의적으로 배제하는 행위

8. 제11조에서 규정하는 연구부정행위를 묵인, 방조 또는 은폐하는 행위

제13조 (연구부정행위 및 연구부적절행위의 판정)

제11조 및 제12조의 규정에 의한 연구부정행위와 연구부적절행위의 해당 여부 및 위반의 정도는 전공 분야의 특성과 해당 학계의 의견을 고려하여 판정한다.

제3장 연구자료의 관리

제14조 (원칙)

연구데이터(실험의 재료 · 과정 · 결과, 관찰 · 현장조사 · 설문조사의 결과 등 원자료를 의미한다) 및 연구자료(연구데이터 및 이를 처리한 이차자료를 의미한다)는 다른 연구자가 동일한 조건 하에서 동일한 결과를 재현할 수 있도록 이하에서 정하는 바에 따라 명확히 기록하여야 한다. 다만, 전공분야의 특성에 따라 예외가 인정될 수 있다.

제15조 (연구데이터의 기록)

① 연구데이터는 연구의 독자성originality을 증명하고 연구결과에 대하여 법적 보호를 받을 수 있는 근거이므로, 연구노트에 정확히 기록하여야 한다.

② 연구노트는 연구실에서 발생한 모든 정보의 집합체로서, 연구자 자신뿐 아니라 연구실 내의 지식의 전수와 후속 연구를 위한 중요한 도구이므로, 다음 각 호의 지침에 따라 정확하게 작성하여야 한다.

1. 연구데이터의 보존을 위하여 제본된 노트에 내구성 있는 필기구를 사용하여 서면으로 작성함을 원칙으로 한다. 연구 특성에 따라 전자문서 형태로 작성할 수 있다. 이러한 경우에는 서면연구노트에 준하는 기록 인증기능을 갖추어야 한다.
2. 연구데이터는 연구일자, 일련번호와 함께 기록하여 위조 및 변조를 방지하고, 기록된 내용을 수정할 때에는 원래 기록을 식별할 수 있도록 수정 표시를 하여야 한다. 실험기기의 출력물 등 노트에 기재할 수 없는 연구데이터는 노트에 붙이거나 별도의 장소에 안전하게 보관하고, 보관 장소를 연구노트에 기록하여야 한다.

제16조 (연구자료 및 연구노트의 보관)

① 연구책임자는 연구자료 및 연구노트를 보관 · 관리할 책임을 진다.

② 연구노트는 서울대학교의 소유에 속한다.

③ 연구자료는 학계의 검증에 필요하다고 예상되는 기간(최소한 5년) 동안 보관하여야 한다.

④ 보안이 필요한 연구자료는 일반인이 접근할 수 없는 장소에 보관하고, 컴퓨터 파일인 경우에는 접근 암호를 설정하여야 한다.

⑤ 연구자료 또는 연구데이터를 고의로 변조하거나 파괴하는 자는 제2장 제7조의 규정과 동일한 연구부정행위의 책임을 진다.

제4장 이해상충

제17조 (원칙)

연구의 계획, 자료수집, 분석, 해석, 출판, 결과이용 등과 관련하여 연구자에게 제18조에 규정된 이해상충이 발생하거나 발생할 가능성이 있는 경우에는 연구의 공정성과 연구대상자의 안전 및 학문연구에 대한 사회적 신뢰가 손상될 수 있으므로, 연구자는 제19조에 규정하는 바에 따른 이해상충을 관리하여야 한다.

제18조 (이해상충의 내용)

이해상충은 다음 각 호의 어느 하나의 사유로 인하여 공정한 전문가적 판단 또는 연구수행에 부정적인 영향을 미칠 수 있는 경우를 의미한다.

1. 금전적 이해상충 : 연구와 관련된 연구자의 금전적 이익으로 인하여 유발되는 경우
2. 인간관계적 이해상충 : 개인적인 친분이나 소속 기관의 영향, 또는 개인적인 갈등이나 연구 경쟁 등 사적인 인간관계로 인하여 유발되는 경우
3. 지적인 이해상충 : 특정한 연구 종류나 분야에 관한 종교적 신념이나 세계관적 내지 도덕적 소신 또는 이론적 확신으로 인하여 유발되는 경우
4. 역할충돌에 의한 이해상충 : 교육, 봉사, 외부활동 등 소속 기관의 구성원으로서의 역할이 연구 활동과 충돌함으로써 유발되는 경우
5. 기타의 이해상충 : 그밖에 제1호에서 제4호까지에 준하는 사유로 인하여 유발되는 경우

제19조 (이해상충의 관리)

① 연구자는 연구와 관련하여 이해상충이 발생할 현실적인 또는 잠재적인 가능성이 있는 경우에는 이를 모두 공개하여 투명성과 책임성을 확보하고, 연구에 부정적인 영향을 미치지 아니하도록 최선의 노력을 하여야 한다.

② 연구자는 연구계획서에 연구비 지원내역, 후원자, 소속 기관, 그 밖에

제18조에 규정된 이해상충의 가능성이 있는 사유들을 명시하여야 하고, 연구결과를 발표할 때에도 학술지에 이를 밝혀야 한다. 필요한 경우에는 연구대상자들에게도 이를 알려야 한다.

③ 이해상충의 정도가 중대하여 연구에 부정적인 영향이 현실적으로 발생할 우려가 있는 경우에는 연구자는 지체 없이 연구를 중지하거나, 연구를 계속할 때에는 당해 이해상충으로부터 독립된 전문가집단으로부터 연구의 공정성에 관하여 감독을 의뢰하여야 한다. 연구책임자는 이해상충이 있는 공동 연구자로 인하여 공정성이 손상되지 아니하도록 특정 연구단계에서의 배제 등 적절한 조치를 하여야 한다.

제5장 인간 대상 연구의 윤리

제20조 (원칙)

① 인간을 대상으로 하는 연구(임상시험, 의생명과학, 행동과학 등을 포함한다)의 연구자는 연구대상자의 인권과 건강 및 복지를 최대한 존중하여야 한다.

② 연구대상자에게 연구의 목적 및 절차, 예상되는 위험 등에 대하여 충분히 설명한 후 연구대상자의 자발적인 동의를 얻어야 한다. 다만, 서울대학교 생명윤리심의위원회 등 공인된 기구의 사전 허가를 받은 경우에는 예외로 할 수 있다.

③ 연구대상자에게 미치는 위험을 최소화하여야 하고, 연구대상자의 건강과 복지를 중대하게 침해하는 연구를 수행해서는 아니 된다.

④ 취약한 계층에 속하는 연구대상자는 동의과정이나 위험 등과 관련하여 특별히 배려하여야 한다.

⑤ 연구대상자의 사생활의 비밀을 보장하고 개인정보를 보호하여야 한다.

제21조 (생명윤리심의위원회의 심의)

① 인간 대상 연구는 서울대학교 생명윤리심의위원회에 연구계획서를 제출하여 승인을 받은 후 시작하여야 한다.

② 서울대학교 소속 교원, 직원 및 학생을 대상으로 하는 연구의 경우에도 제1항의 규정과 같다.

③ 서울대학교 생명윤리심의위원회는 적절한 절차에 따라 독립적으로 심의하고 연구과정을 감독하여야 한다.

제22조 (관계법령의 준수)

그 밖의 사항에 관하여는 「생명윤리 및 안전에 관한 법률」등 관계 법령을 준수하여야 한다.

제6장 동물 대상 연구의 윤리

제23조 (원칙)

동물을 대상으로 하는 연구자는 실험동물의 건강과 복지를 존중하여야 하고, 다음 각 호의 원칙들을 준수하여 과학적이고 윤리적으로 수행해야 한다.

1. 대체원칙 : 非동물모형을 사용하거나 가급적 하등동물을 사용한다.
2. 축소원칙 : 실험동물의 개체수를 줄이는 다양한 방법을 활용한다.
3. 개량원칙 : 동물의 고통 및 불안을 제거하거나 최소화한다.

제24조 (동물실험윤리위원회의 승인)

동물 대상 연구는 서울대학교 동물실험윤리위원회에 연구계획서를 제출하여 승인을 받은 후 시작하여야 한다.

제25조 (동물 대상 연구의 종료)

동물 대상 연구를 종료한 때는 다음 각 호의 사항들을 준수하여야 한다.

1. 실험이 종료된 동물은 인도적인 방법으로 안락사 시켜야 한다.
2. 실험동물의 사체는 각 실험동물시설의 장이 정하는 바에 따라 보관하고, 「폐기물관리법」에 의한 감염성폐기물 처리기준에 따라 처리하여야 한다.

제26조 (관계법령의 준수)

그 밖의 사항에 관하여는 「동물보호법」과 「실험동물에 관한 법률」및 서울대학교의 관계규정을 준수하여야 한다.

제7장 연구의 안전관리

제27조 (연구실 안전관리)

① 연구책임자는 연구실사고 예방계획을 수립하고 연구원들에게 안전에 관한 정보를 제공하며 안전교육 이수를 독려하는 등 연구실 안전관리를 위하여 최선의 노력을 하여야 한다. 안전사고가 발생한 경우 지체 없이 이를 학교 당국에 신고하고 관련 대책을 마련하여야 한다.

② 연구원들은 연구실 안전을 도모하기 위하여 관계법령, 기준 및 서울대학교의 연구실 안전관리에 관한 규정을 준수하여야 하며, 안전교육을

성실히 이수하여야 한다.

③ 서울대학교는 연구자들이 연구실 안전 관리에 최선을 다할 수 있도록 교육 기회의 제공 등 지원을 하여야 한다.

제28조 (생물안전관리)

① 생물자원(유전자변형생물체 및 미생물, 프리온 등 병원체를 함유하고 있을 것으로 예상되거나 혹은 병원체로 알려진 감염성 물질을 의미한다)을 이용하는 연구는 서울대학교 생물안전위원회에 연구계획서를 제출하여 승인을 받은 후 시작하여야 한다.

② 생물자원을 이용하는 연구자는 관계법령에 따라 사전에 해당 연구시설을 서울대학교 환경안전원을 통하여 관계 정부기관에 신고하거나 또는 허가를 받아야 한다.

③ 유전자 변형생물체를 수입하고자 하는 연구자는 사전에 서울대학교 생물안전위원회를 통하여 관계 정부기관에 신고하여야 한다.

④ 그 밖의 사항에 관하여는 「유전자변형생물체의 국가간 이동 등에 관한 법률」등 관계법령을 준수하여야 한다.

제29조 (방사선 및 화학물질에 대한 안전관리)

① 방사선물질, 방사선물질 내장기기, 방사선 발생장치 등을 구매 · 사용 · 폐기하는 경우에는 관계법령에 따라 사전에 서울대학교 환경안전원을 통하여 관계 정부기관에 신고하거나 허가를 받아야 한다.

② 방사선을 취급하는 연구자는 방사선장해 방어를 위하여 서울대학교 방사선안전관리규정 등 관계 규정을 준수하여야 한다.

③ 화학물질 안전관리에 관해서는 「소방법」, 「유해화학물질관리법」등 관계법령을 준수하여야 한다.

④ 인화성물질은 원칙적으로 옥내 저장소에 보관하되, 실험실에는 실험에 필요한 최소한의 양을 둔다. 실험실에 보관되어 있는 모든 화학물질은 특성에 맞게 분류 · 저장하여야 한다.

제8장 연구윤리 교육

제30조 (서울대학교의 책무)

① 서울대학교는 소속 연구자들의 연구윤리의식 함양을 위하여 다양한 방법으로 연구윤리를 교육하여야 한다.

② 서울대학교는 연구윤리 교육을 위하여 연구윤리 강사진의 확보, 연구윤리 교육 자료의 개발 등 지원 방안을 마련하여야 한다.

제31조 (연구자의 책무)

① 모든 연구자는 연구윤리 지침의 내용을 숙지하고 이를 준수하여야 한다.

② 모든 연구자는 서울대학교에서 제공하는 연구윤리교육에 적극적으로 참여하여야 하고, 연구책임자는 소속 연구원 및 학생으로 하여금 이에 참여하도록 지도하여야 한다.

제32조 (연구윤리교육의 내용)

연구윤리교육은 본 연구윤리지침을 기본으로 하되, 전공분야별 특수성을 고려하고, 구체적 사례와 방법을 포함하여야 한다.

부칙

제1조(시행일) 이 지침은 공포한 날로부터 시행한다.

제2조(적용범위) 이 지침 시행이전에 발표된 연구 결과물에 대해서는 당시 학계 등의 연구윤리 지침 및 기준을 적용한다.

찾아보기

[ㅊ]

[ㅋ]

[ㅌ]

[ㅍ]

[ㅎ]

INDEX